Mariacarla Gadebusch Bondio
Ingo F. Herrmann
Maria Cristina Montani

INNENANSICHTEN
DES KRANKSEINS

Logos Verlag Berlin

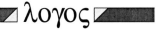 λογος

Bibliografische Information der Deutschen Nationalbibliothek

Die Deutsche Nationalbibliothek verzeichnet diese Publikation in der Deutschen Nationalbibliografie; detaillierte bibliografische Daten sind im Internet über http://dnb.d-nb.de abrufbar.

ISBN 978-3-8325-3549-0

Umschlagabbildung:
Ester Deplano „Arzt und Patient im Gespräch", Zeichnung, 2013

Logos Verlag Berlin GmbH
Comeniushof, Gubener Str. 47,
10243 Berlin
Tel.: +49 (0)30 42 85 10 90
Fax: +49 (0)30 42 85 10 92
INTERNET: http://www.logos-verlag.de

Inhaltsverzeichnis

Vorwort

Die Idee dieses Buches hat eine Geschichte, die durch besondere Begegnungen geprägt ist. Im Herbst 2009 begegneten sich im Rahmen einer internationalen Tagung zum Thema „Gesundheit" die zwei Autorinnen und der Autor. Ingo Herrmann, zu dem Zeitpunkt in Rom tätiger Kopf-Hals-Chirurg, und Maria Cristina Montani, seine Patientin, hielten einen gemeinsamen Vortrag zur Bedeutung der Gesundheit aus der Sicht des Schwerkranken heute. Maria Cristina Montani hatte einige Exemplare eines Buches mitgebracht, die sie den Teilnehmerinnen und Teilnehmern der Tagung nach ihrem beeindruckenden Auftritt schenkte: *Tornare a sognare* („Wieder träumen können") war der Titel ihres Buches. Die darauffolgenden Gespräche führten zur Entscheidung, die persönliche Erfahrung von Frau Montani, die sie in ihrem Bericht festgehalten hat, als Grundlage für eine Reflexion über das Kranksein aus der Sicht der Betroffenen zu entwickeln. Unsere unterschiedlichen Erfahrungs- und Berufswelten eröffnen drei Perspektiven: die der plötzlich durch eine lebensbedrohende Krankheit aus ihrem Beruf gerissenen italienischen Grundschullehrerin, die des deutschen Chirurgen in einem internationalen Krankenhaus in Italien, der in der bereits dramatisch gewordenen Geschichte eine Rolle erhält, und die Perspektive der außenstehenden, in Deutschland tätigen Philosophin und Medizinhistorikerin italienischer Abstammung. Das vorliegende Buch ist ein Resultat dieser Begegnung.

München, im Oktober 2013

Über erzähltes Kranksein

Eine Einführung

M. Gadebusch Bondio und I. F. Herrmann

Einführung

Eine lebensbedrohende Krankheit kann Menschen motivieren, nach Erzählformen zu suchen, um ihrer Grenzerfahrung Ausdruck zu verleihen.[1] Das Beschreiben hilft dem schmerzhaften Erlebten einen Sinn zu geben, es in die eigene Biographie einzuschreiben. In der Hilflosigkeit des fremdbeherrschten Körpers ist die narrative Kraft ein Gestus der Selbstbehauptung.[2] Gefühle wie Erschütterung, Schmerz, Scham, Trauer oder Zorn haben eine ergreifende Macht. Der Erzählakt lockert den bedrohlichen Zugriff sprachloser Betroffenheit und schafft Distanz. Er erlaubt im Ergriffensein Wahrnehmungen, Empfindungen und Erlebnisse in Worte zu übertragen. Gelingt diese Übertragung, ist dem Leser die Teilnahme, das Sich-Einlassen auf das Betroffensein möglich. Ästhetik des Krankseins wird in diesem Zusammenhang als Kunst verstanden, Empfundenes zu artikulieren und es andere empfinden zu lassen. Wir benutzen das Wort *aisthesis* hier in seiner ursprünglichen Bedeutung.[3]

---

[1]   Zum menschlichen Bedürfnis nach Erzählung der Krankheitserfahrung: Lucius-Hoene, Gabriele, Erzählen können als Ausdruck der Person, in: *Die ausgeblendete Seite der Autonomie. Kritik eines bioethischen Prinzips*, Hg. Franz-Joseph Illhardt, Berlin 2008, 205-218; Kleinmann, Arthur, *The Illness Narrative. Suffering, Healing and the Human Condition*, New York 1988; Hydén, Lars-Christer, Illness and Narrative, in: *Sociology of Health and Illness*, 19 (1997), 48-69.

[2]   Waller, Nicola und Carl Eduard Scheidt, Erzählen als Prozess der (Wieder-)Herstellung von Selbstkohärenz. Überlegungen zur Verarbeitung traumatischer Erfahrungen, in: *Zeitschrift für Psychosomatische Medizin und Psychotherapie*, 56.1 (2010), 56-73; Schmitz, Hermann, *Der Leib, der Raum und die Gefühle*, Bielefeld und Locarno 2007, 83-86.

[3]   Ästhetik stammt aus dem Griechischen *aisthetike* „die Fähigkeit wahrzunehmen" und kommt von dem Verb *aistanomai* „mit den Sinnen wahrnehmen, empfinden" und im übertragenen Sinne „mit dem Geiste wahrnehmen, beobachten". Im 18. Jahrhundert wurde Ästhetik als „Lehre vom Schönen und dessen sinnlichen Erfahrung" bezeichnet. Siehe Ritter, S. Joachim, s.v. Ästhetik, in: *Historisches Wörterbuch der Philosophie*, Basel 1971, Bd. I, 555-580.

Einführung

Wie unmittelbar die Suche nach Ausdruckswegen einer schwerwiegenden Krankheitserfahrung ist, zeigen beispielsweise die Kinderzeichnungen auf onkologischen Stationen. Manifestationen der ureigenen Erfahrung des Krankseins wie Tagebuch, Bericht, Brief, Dichtung, fiktive Erzählung, Bild, Film etc., öffnen Zugänge zur Welt des Kranken.[4]

Die Medizin hat im 19. Jahrhundert begonnen, sich für künstlerische und literarische Äußerungen des Leidens ernsthaft zu interessieren. Zuallererst in den Gebieten, in denen das Zusammenspiel von Leib und Seele vorrangig ist (Psychiatrie, Psychologie und später Psychosomatik), wurden Darstellungen von Selbsterfahrungen in den medizinischen Diskurs integriert.[5] Auch die Medizingeschichte fing seit Mitte der 1980er Jahre an, die Patientenperspektive in den Fokus zu nehmen: Tagebücher, Briefe, Zeichnungen und andere Zeugnisse von Patienten sind seitdem Gegenstand medizinhistorischer Forschung.[6]

In autobiographischen Zeugnissen von Kranken und den damit verbundenen existenziellen Einschnitten erweist sich die Medizin des 21. Jahrhunderts, vor allem gegenüber weiten Bereichen epithelialer Krebserkrankungen, als mächtige und unergründli-

---

[4] Mit dem Begriff „Bibliotherapie" wird das „Lesen und Schreiben als Therapeutikum" definiert. Siehe von Engelhardt, Dietrich, *Mit der Krankheit leben. Grundlagen und Perspektiven der Copingstruktur des Patienten*, Heidelberg 1986. Ders., Bibliotherapie, in: *Literatur und Medizin. Ein Lexikon*, Hg. Bettina von Jagow und Florian Steger, Göttingen 2005, 125-130.

[5] Die Sammlungen von Kunstwerken psychiatrischer Patienten sind Beispiele dafür: siehe Prinzhorn, Hans, *Bildnerei der Geisteskranken. Ein Beitrag zur Psychologie und Psychopathologie der Gestaltung* (1922), Heidelberg 2011 (7. Aufl.).

[6] Porter, Roy, The Patient's View: Doing Medical History from Below, in: *Theory and Society* 14 (1985), 175-198; Lachmund, Jens und Stollberg, Gunnar, *Patientenwelten. Krankheit und Medizin vom späten 18. bis zum frühen 20. Jahrhundert im Spiegel von Autobiographien*, Opladen 1995.

che Instanz, deren Wissen und Können sich immer wieder als unzureichend herausstellen.

Der langwierige Weg von den ersten Anzeichen der Krankheit, über die Untersuchungen bis zum Augenblick der Diagnosemitteilung als dramatische Erfahrung ist vielen Krankenberichten gemeinsam.[7] In der Erzählung von Maria Cristina Montani markiert die Diagnosemitteilung eine unvergessliche Station, eine Wende in ihrem Leben. Die weiteren Etappen wie die Erschütterung, Bewusstwerdung, Hinnahme, Informationssuche und Entscheidungsfindung gestalten sich im Rahmen des vielschichtigen Geflechtes menschlicher Beziehungen und medizinischer Einrichtungen.

Obwohl der Wert der autobiographischen Aufarbeitung einer Krankengeschichte für Ärztinnen und Ärzte nicht hoch genug geschätzt werden kann, erstaunt es, dass in der medizinischen Ausbildung die Auseinandersetzung mit diesen Zeugnissen nur sehr bruchstückhaft vorkommt, zumal diese einen besonderen Zugang zur Patientenrealität bieten. Neben der traditionellen Darstellung von klinisch signifikanten Krankengeschichten gehört inzwischen die medizinethische Kasuistik zur Ausbildung und Fortbildung von Medizin- und Pflegepersonal.[8] Diese trägt auch zur moralischen Absicherung der medizinischen Entschei-

---

[7] Als Beispiel sei hier die autobiographische „Krebsgeschichte" der jungen Niederländerin Sophie van der Stap genannt: van der Stap, Sophie, *Heute bin ich blond. Das Mädchen mit den neun Perücken*, München 2008.

[8] Siehe Smith, David H., Telling Stories as a Way of Doing Ethics, in: *Connecticut Medicine*, 51.11 (1987), 725-731; Heinrichs, Bert, Über den methodologischen Stellenwert von Fallbeispielen in der Angewandten Ethik, in: *Ethik in der Medizin*, 1 (2008), 40-52; Jonsen, Albert R., Casuistry and Clinical Ethics, in: *Theoretical Medicine*, 7 (1986), 65-74; Jonsen, Albert R. and Toulmin, Stephen, *The Abuse of Casuistry. A History of Moral Reasoning*, Berkeley 1988.

dungsträger bei.[9] Sie ist dem individuellen Fall verpflichtet.[10] Dabei handelt es sich um die Wiedergabe der relevanten Eckpfeiler (Alter, Geschlecht, Diagnose, Prognose, familiäres Setting, Patientenwillen). In diesem pragmatisch angelegten Analysemuster spielt der Patientenwille für die Entscheidungsfindung die wesentliche Rolle. Der Raum für die Auslotung der Patientenperspektive in ihrer Komplexität, Dynamik und Vagheit wird jedoch in der Regel nicht gegeben.

Wie kann die Medizin eine Patientensicht in sich einschließen, die weit über die für die therapeutischen Entscheidungen wichtigen Vorstellungen von Lebensqualität und die daraus resultierenden Willensbekundungen hinausgeht? Narrationen von Kranken sind in Worte gefasste Grenzerfahrungen. Es sind Dokumente besonderen Wertes für eine Medizin, die sich nicht darauf beschränkt zu erklären, sondern auch verstehen will. Dafür ist eine Perspektivenerweiterung notwendig.

Die medizinische Anthropologie hat immer wieder den Wert der Wahrnehmung des Kranken und der individuellen Erzählung von physischen Leiden betont (*illness narratives*). Aus der

---

[9]   Childress, James F., Narrative(s) Versus Norm(s). A Misplaced Debate in Bioethics, in: *Stories and their Limits. Narrative Approaches to Bioethics*, ed. Hilde Lindemann Nelson, New York, 252-271; Charon, Rita and Montello, Martha (eds.), *Stories Matter. The Role of Narrative in Medical Ethics*, London 2002.

[10] Sammlungen von bedeutenden Fällen (*Observationes, Consilia*) haben eine lange Tradition in der Medizin und florierten in der Renaissance, siehe: Siraisi, Nancy G., Girolamo Cardano and the Art of Medical Narrative, in: *Journal of the History of Ideas*, 52 (1991), 581-562; Mariacarla Gadebusch Bondio und Thomas Ricklin, Einleitung zu: *Exempla medicorum. Die Ärzte und ihre Beispiele (14.-18. Jh.)*, Hg. Mariacarla Gadebusch Bondio und Thomas Ricklin, Florenz 2008, XI-XX; Hunter, Kathryn Montgomery, A Science of Individuals: Medicine and Casuistry, in: *Journal of Medicine and Philosophy*, 14 (1989), 193-212.

Harward School stammen die Beiträge von Arthur Kleinman und Byron J. Good, die zur Aufteilung des klassischen Krankheitsbegriffs in *illness* (als Wahrnehmung des Kranken), *sickness* (als allgemeine, nicht medizinische Beschreibung eines pathologischen Zustandes) und *disease* (als Krankheit aus der Sicht des Arztes) geführt haben.[11] Diese Forschungsansätze haben zum patientenzentrierten Verständnis des Krankseins beigetragen. Sie haben gezeigt, wie sehr Ärztinnen und Ärzte von Patienten lernen können, wenn sie sich mit den mannigfaltigen Ausdrucksformen der Kranken auseinandersetzen.[12]

Medizinisches Wissen baut kaum auf dem Einzelschicksal in seiner Ganzheit auf. Dementsprechend bleibt die medizinisch „objektive" Krankheitsbeschreibung „Fremdbeschreibung". Als Biowissenschaft ist die Medizin verpflichtet, aus einer großen Zahl ähnlicher und doch verschiedener Einzelschicksale nach definierten Kriterien Biofragmente herauszubrechen, um sie in Kollektive, die diese Kriterien erfüllen, zusammenzufügen. Daraus werden dann evidenzbasiert validierte Daten mit entsprechender Signifikanz abgeleitet. Der Wert solcher Daten trifft dort an seine Grenze, wo individuelle Abweichungen, Variationen und Schattierungen auftreten, die nicht erfasst sind oder bei Krankheiten, deren Therapie vielschichtig ist, wie Krebs.[13] Die indivi-

---

[11]   Kleinman, Arthur, *The Illness Narratives. Suffering, Healing and the Human Condition*, New York 1988; Byron J. Good, *Medicine, Rationality and Experience: An Anthropological Perspective*, Cambridge 1994; Currer, Carolin and Stacey, Margaret (eds.), *Concepts of Health, Illness, and Disease. A Comparative Perspective*, Oxford, 1986.

[12]   Joseph Lawton, Lay Experiences of Health and Illness: Past Research and Future Agendas, in: *Sociology of Health & Illness*, 25 (2003), 23-40; Shapiro, Johanna, Illness Narratives: Reliability, Authenticity and the Empathic Witness, in: *Medical Humanities*, 37.2 (2011), 68-72.

[13]   Siehe dazu die Reflexion des an einem abdominalen Mesotheliom erkrankten Evolutionsbiologen Stephen Gould: Gould, Stephen Jay, Der Mittelwert

dualisierte Medizin versucht, diese Grenzen zu überwinden und präzise Diagnose-, Prädiktions- und Therapie-Verfahren zu entwickeln.[14] Bei diesen Bemühungen um ein therapeutisches Konzept, das auf dem genetischen Profil basiert, ist die Notwendigkeit erkannt worden, die Krankheit in ihrer Komplexität zu erforschen. Die sogenannte Systemmedizin hat sich zum Ziel gesetzt, das Wissen über molekulare Netzwerke und deren Funktionen im menschlichen Körper sowie ihre Beeinflussung durch Umweltfaktoren[15] zu erweitern. Für die klinische Praxis bedeutet dies, zunehmende Technisierung vieler Abläufe in Diagnose und Therapie. Spezialisierte Kompetenzbereiche entstehen. Diese Fragmentierung von Aufgaben mit gleichzeitiger Zunahme potentieller Ansprechpartner hat zur Folge, dass die Verfügbarkeit des eigentlich behandelnden Arztes für den Patienten auf punktuelle Begegnungen reduziert wird.

Damit rückt eine zentrale Dimension ärztlichen Handels in den Hintergrund: Es ist das persönliche Gespräch, in dem der Arzt seine Zeit dem Patienten widmet, um mit ihm den gemeinsamen Weg zu bestimmen. Dies ist ein wesentlicher Bestandteil

---

ist nicht die ganze Wahrheit, in: *Narrative-based Medicine – Sprechende Medizin. Dialog und Diskurs im klinischen Alltag*, Hg. Trisha Greenhalgh und Brian Hurwitz (Üb. Karin Beifuss), Bern 2005, 51-56.

[14] Siehe Ertl, Georg, Individualisierte Therapie und evidenzbasierte Medizin – Gegensatz oder sinnvolle Ergänzung?, in: *Personalisierte Medizin*, Hg. Wolfgang Niederlag, Heinz U. Lemke, Olga Golubnitschaja, Otto Rienhoff, Dresden 2010, 277-287; Greenhalgh, Trisha, Sprechende Medizin in einer evidenzbasierten Welt, in: *Narrative-based Medicine – sprechende Medizin. Dialog und Diskurs im klinischen Alltag*, Hg. Trisha Greenhalgh und Barry Hurwitz, Bern 2005, 295-318.

[15] Zur Systemmedizin siehe die „Maßnahmen zur Etablierung der Systemmedizin: das Forschungs- und Förderkonzept e-med" des Bundesministerium für Bildung und Forschung, Berlin 2012:
http://www.bmbf.de/pub/foerderkonzept_eMed.pdf (20.10.13)

seiner Heilkunst.[16] Das altmodische Wortkompositum weist auf das Ziel und auf das Mittel hin: die Heilung und die gelernte Praxis, die mehr ist als eine perfekt beherrschte Technik auf wissenschaftlichem Fundament. Karl Jaspers Konzept des Arztes als „Schicksalsgefährte" kann an dieser Stelle helfen zu begreifen, welche tiefgehend menschliche Komponente den ärztlichen Beruf kennzeichnet.[17] Nicht jeder kann zum Schicksalsgefährten des Kranken werden. Jeder aber soll angesichts unsicherer Heilungschancen sich vorsichtig, respektvoll und hoffnungsschützend verhalten. Mit einem ‚Schicksalsgefährten' werden die Ziele, die Hindernisse und deren Bewältigung, die Angst und die Hoffnung geteilt. Beide können miteinander offen darüber reden.

Die Geschichte von Maria Cristina Montani gibt Zeugnis von einem existentiellen Einschnitt, von einer Grenzerfahrung, bei der die Grenzen der Medizin schmerzhaft erlebt werden. Die Anstrengungen, die Möglichkeit der Selbstbestimmung bei zunehmender Verletzbarkeit zu bewahren, sind Frau Montanis Lebenswillen zu verdanken.

Wir hoffen, dass diese Geschichte Leserinnen und Leser informieren, ermuntern, trösten und vielleicht ärgern wird – dass also einige sich dadurch bewegen lassen, die Welt mit der Sensibilität des Kranken zu erleben.

---

[16] Lock, James D., Some Aspects of Medical Hermeneutics: The Role of Dialectic and Narrative, in: *Theoretical Medicine* 11 (1990), 41-49.
[17] Jaspers, Karl, *Von der Wahrheit*, München, (1. Aufl. 1947) Zürich 1997, 557.

WIEDER TRÄUMEN KÖNNEN

von Maria Cristina Montani

Übersetzt aus dem Italienischen von I. F. Herrmann

„Du hast die herrlichste Stimme von allen hier unten auf dem Meeresgrund", sagte die Meerhexe, „mit der glaubst du wohl deinen Prinzen bezaubern zu können; aber diese Stimme musst du mir geben. Mit dem Besten, was du besitzest, sollst du für meinen köstlichen Trank zahlen! Mein eigenes Blut muss ich dir darein mischen, damit der Trank scharf werde wie ein zweischneidiges Schwert!" „Aber wenn du mir meine Stimme nimmst", flüsterte die kleine Meerjungfrau ängstlich, „was bleibt mir dann noch?" „Deine schöne Gestalt", sagte die Hexe, „Dein schwebender Gang und deine sprechenden Augen; auch damit kannst du noch ein Prinzenherz betören."
Aus „Die kleine Meerjungfrau" von Hans Christian Andersen [1]

Es ist nicht einfach. Nein, es ist nicht einfach, das Leben eines Krebskranken zu beschreiben. Schon gar nicht von dem Augenblick an, an dem die Krankheit diagnostiziert wird. Es verändert sich alles; alles und vollständig.

Bei mir begann es im Oktober 2002.

Zu dieser Zeit machte ich meine ersten Erfahrungen als frisch examinierte Lehrerin. Es war meine Probezeit. Ich war noch nicht fest angestellt und musste für ausgefallene Kollegen an verschiedenen Orten der Region einspringen. Unabhängig davon gefiel mir aber mein Beruf. Ich war glücklich und ausgefüllt. Ich war im ständigen Kontakt mit der Welt der Kinder. Und hatte gelernt, dass Kinder auf Stimmungen viel sensibler reagieren. Sie fühlen sie, die traurigen ganz besonders und verstehen es, sie spontan leicht zu machen. Natürlich musste ich meine Stimme manchmal kräftiger gebrauchen, um ihre Aufmerksamkeit einzufordern. Vielleicht war das der Grund, warum ich nicht beunruhigt war, als sie anfing rau und tiefer zu werden. „Das gehört zu den kleinen berufsbedingten Störungen", dachte ich.

In jenem Herbst 2002 aber geschah es, dass meine normale Stimme nicht wieder zurückkehrte. Ich begann, mir Gedanken zu machen. Ich war beunruhigt, auch wenn meine sorglose Lebenseinstellung mich positiv damit umgehen ließ. „Es wird ein Polyp oder eine kleine Warze auf den Stimmbändern sein". Zunächst scheute ich mich, dieses Problem durch einen Arztbesuch zu klären. Erst, als mir im Traum ein lieber Freund meiner Familie erschien, der kurz vorher an einem Lungentumor verstorben war, entschloss ich mich zum Arzt zu gehen. Ich vereinbarte einen Termin im größten Krankenhaus meiner Stadt.

Der Arztbesuch war traumatisch. Das Krankenhaus war eine Universitätsklinik. Ich wurde von gerade approbierten jungen Ärzten untersucht. Anstatt mir zu erklären, was ich hatte, unterhielten sie sich untereinander über das, was zu machen sei. Schließlich schlugen sie mir vor, aus meinem Schlund in ein paar Tagen eine Gewebeprobe zu entnehmen.

In meinem Inneren beschloss ich, nicht hinzugehen.

Ich kannte einen Hals-Nasen-Ohren-Arzt in einem kleinen Krankenhaus in der Via C. und vereinbarte mit ihm einen Untersuchungstermin. Die Schlussfolgerung war die Gleiche. Eine Biopsie musste erfolgen.

Ich hatte Angst.

In den Augen derjenigen, die um mich herum waren, suchte ich nach Zuversicht, aber ich fand keine. Zutiefst erschrocken sah ich keine Möglichkeit, um mich zu beruhigen. Dunkle Gedanken überschlugen sich in mir und kämpften mit törichten Hoffnungen, die sofort wieder durch die dramatischen Perspektiven verdrängt wurden. Ich war fassungslos. Mit 37 Jahren und zwei kleinen Kindern von 11 und 3 Jahren, die mich dringend benötigten, durfte ich einfach nicht krank werden.

Das Ergebnis der Gewebeprobe wurde mir telefonisch mitgeteilt, während ich im Geschäft meiner Eltern aushalf. Man sagte mir, es sei Kehlkopfkrebs; ich müsse operiert werden. Es wurde mir nicht erklärt, warum und wie. Seltsames Verhalten!

Von meiner Familie erfuhr ich viel später, dass sie über den Ausgang der Untersuchung informiert worden war, während ich noch im Operationssaal lag. Ich wurde für den kommenden Samstag in die Klinik bestellt, um aufgenommen zu werden. Die Operation war für Montag, den 21. Oktober geplant. Noch war ausreichend Zeit, um eine *second opinion* einzuholen oder mich an einen anderen Spezialisten zu wenden. Ich folgte dem Hinweis einer Freundin und nahm Kontakt zu einer Praxisklinik in Rom auf. Eine Reihe von merkwürdigen Zufällen begann, die den gesamten Verlauf meiner Krankheit bestimmen sollten. Um in die Praxisklinik zu gelangen, parkten wir unser Auto im E. Hospital (hier war jemand für mich, doch ich ahnte es noch nicht).

Der Facharzt, der mich untersuchte, bestätigte die Diagnose und sagte, dass ich sofort operiert werden müsse. Plötzlich hatte ich keine Angst mehr. In mir lebte allein noch der Wille so schnell wie möglich dieses MONSTRUM herauszureißen zu lassen, das – einmal eingenistet – mich umbringen wollte.

„Am Anfang, noch bevor es wahr wird, ängstigt dich der Gedanke, dass man dir sagen könnte: Du bist schwer krank, du hast Krebs. Da es aber noch keine Sicherheit gibt, bist du gezwungen, auf die Ergebnisse der Untersuchungen zu warten. Du suchst in den Augen derer, die diese Untersuchungen durchführen, eine Antwort. Du findest sie nicht. Es ist, als ob von allen Seiten dich das Gesicht eines Ungeheuers anstarrt.

Wenn du aber die Diagnose schließlich weißt und erfahren hast, was zu tun ist, denkst du ausschließlich daran, wie du dagegen ankämpfen, ja wie du gewinnen kannst."

In meinen Gedanken wiederholte ich mir immer wieder, dass ich es schaffen würde. Als der Spezialist mir mitteilte, dass er mich in der Praxisklinik operieren werde, beschloss ich, dass für diese Art chirurgischen Eingriffs die Krankenhausstruktur besser sei. Bezüglich dieser Entscheidung frage ich mich nachträglich, wie ich mich so wenig erfahrenen Händen hatte anvertrauen können. Man muss sich vor den Händen derer hüten, die ihren Beruf so nachlässig ausführen, dass sie ihre Patienten wie Nummern behandeln. Vielleicht war es der Mangel an Erfahrung. Vielleicht war es auch die Überzeugung, ich würde diese äußerst aggressive Erkrankung selbst besiegen können.

Als ich an jenem Montag in den Operationssaal kam, war ich überzeugt, dass alles gut ausgehen würde. Man hatte mir weder die Art des Eingriffes genauer erklärt, der jetzt an mir ausgeführt werden sollte, noch hatte ich Fragen gestellt, außer der nach der Möglichkeit, dass mir der Kehlkopf entfernt werden könne. In jenem Augenblick wollte ich nur diese eine Frage beantwortet haben. Daraufhin wurde mir versichert, dass der Kehlkopf erhalten bleiben würde. Ich kam in den Operationssaal, um das infiltrierende Karzinom entfernen zu lassen. Die Sonografie des Halses war das Einzige, was die Chirurgen als dreidimensionale Information in den Händen hielten.

Als ich aus dem Operationssaal zurückkam, fühlte ich mich regelrecht überrumpelt. Von meinem linken Finger vernahm ich ein

Piepen, das mir überallhin folgte; schlimmer noch, ich hatte eine Tracheotomie. Ich war bestürzt. Auf diesen neuen Zustand war ich nicht vorbereitet worden. Der Plastikschlauch in der Halsöffnung störte mich zutiefst.

Die postoperative Phase verlief gut. Nur die Schwestern und Pfleger waren auf die Nachbehandlung einer Patientin in meinem Zustand wenig oder gar nicht vorbereitet. Ich ernährte mich mit Hilfe einer kleinen Maschine, die kontinuierlich über eine Nährsonde eine bräunliche Flüssigkeit in meinen Magen pumpte, von der ich mich nur lösen konnte, wenn ich auf die Toilette ging. Ich lernte noch ein anderes merkwürdiges Gerät kennen, das dazu diente, Schleim aus meinem Schlund und meiner Luftröhre abzusaugen. Vor dem Eintritt in den Operationssaal fühlte ich mich, von der Stimme einmal abgesehen, wohl. Jetzt aber, nachdem ich aus dem Operationssaal zurückkam, war ich schwer krank.

Ich wollte an diesem Ort nicht länger bleiben. Ich konnte und wollte den Blick des Mitleids der Schwestern und der anderen Patienten nicht länger ertragen. Ich sehnte mich nach meinen Töchtern. Ich wollte nach Hause. Der Arzt, der mich behandelte, zeigte Mitgefühl mit meiner flehenden Bitte, mich nach Hause zu lassen. Schließlich zog er die Sonde aus der Nase und ließ mich gehen. Das erste Problem, das mich zu Hause erwartete, war, dass niemand mir gezeigt hatte, wie ich mit meiner Behinderung essen und trinken konnte. Als ich es alleine versuchte, gelangten die Speisen anstatt in die Speiseröhre in den Kehlkopf. Ich hatte das Gefühl zu ersticken. Schwere Hustenanfälle, die mir nach kurzer Zeit sehr starke Bauchschmerzen verursachten, schüttelten mich so stark, dass ich einen internistischen Notarzt aufsuchen musste.

Wir irrten jetzt wirklich durch tiefstes Dunkel. Keiner wies uns den Weg, dem wir folgen sollten. Über mein Hauptproblem, Flüssigkeiten zu mir zu nehmen, wurde mir einfach gesagt, dass mit der Menge der Speisen ausreichend Flüssigkeit zugeführt würde. Damit würde ein Austrocknen meines Körpers verhindert. Es stellte sich sehr bald heraus, dass das nicht der Wahrheit entsprach. Ich fing an Symptome zu zeigen, die für Flüssigkeitsmangel typisch waren. Da ich wegen der Tracheotomie nicht sprechen konnte, musste ich alles aufschreiben.[2]

So bat ich schriftlich darum, den Wassermangel in meinem Körper auszugleichen. Ich hatte Erfolg. Das Problem des Schluckens blieb in gleicher Weise erhalten wie meine Sturheit, es immer wieder neu zu versuchen. Kontinuierlich probierte ich verschiedene Positionen des Kopfes aus. So lernte ich, dass die Flüssigkeiten mit dem Schluckakt nicht mehr in den Kehlkopf gelangten[3], wenn ich den Kopf nach der einen oder anderen Seite ein wenig schräg hielt. Ich begann, kleine Flüssigkeitsmengen mit einem Esslöffel zu trinken. Auf diese Weise gelang es mir mühsam, mich von der täglichen Infusionsbehandlung zu befreien.

Unser familiärer Kalvarienberg wuchs in der Zwischenzeit mit den sich anhäufenden, schweren Problemen meiner Gesundheit. Wir waren allein, wir hatten keine Möglichkeiten außer der, uns selbst zu helfen. Wir mussten unser Familienleben neu organisieren, ohne jegliche Hilfe von außen. Auf Empfehlung des Chirurgen sollte eine Serie von Strahlenbehandlungen in einem Bestrahlungszentrum erfolgen. Die Atmosphäre dort ließ in mir zunehmend Zweifel an der medizinischen Kompetenz des Ärzteteams aufkommen, dem mich mein Operateur anvertraut hatte. Ich folgte dem Rat einer Freundin meiner Mutter und suchte in Paris einen angesehenen französischen Kehlkopfspezialisten auf, der medienwirksam einen bekannten italienischen Fernsehmoderator am Kehlkopf operiert hatte.

Der Spezialist sagte, dass meine Operation sehr gut verlaufen sei und empfahl mir einen Radiotherapeuten, der seiner Meinung nach hoch qualifiziert sei. Es war ein Zentrum in Italien, an dem ein Kollege von ihm arbeitete, den er seit der Studienzeit kannte. Zufrieden und im Glauben, endlich den richtigen Weg gefunden zu haben, erreichten wir Rom. Unsere verzweifelte Reise auf der Suche nach Hoffnung führte uns also in die Hauptstadt zurück. Ironie des Schicksals, es war das gleiche Bestrahlungszentrum, zu dem mich mein behandelnder Chirurg geschickt hatte.

Unser Familienleben hatte sich vollständig verändert: Ich litt unter der ständigen Anspannung, nicht sprechen zu können. Trotz der Versicherung, dass der Luftröhrenschnitt nur vorübergehend sei, gelang es mir nicht, diesen Zustand zu akzeptieren (der Luftröhrenschnitt diente dazu, mögliche Erstickungsanfälle zu verhindern, die durch die strahlungsbedingte Schwellung am Hals entstehen können). Ich war nicht mehr in der Lage, mich mit meinen Töchtern zu unterhalten. Ich hatte Schwierigkeiten, meine Aufgaben im Haushalt zu erfüllen und benötigte eine ganztägige Hilfe. Das unermessliche Gewicht dieses Zustandes konnte und wollte ich nicht voll auf die Schultern meines Mannes laden. Meine Eltern entschieden, ein junges Mädchen zu engagieren, das uns bei der Hausarbeit helfen sollte. Ich hätte nie geglaubt, dass meine Person, mein Charakter, mein Körper einer so drastischen Veränderung unterworfen werden könnten, wie es jetzt tatsächlich geschah. In der Vergangenheit hatte ich mir niemals über meine Gesundheit und über mich selbst Gedanken gemacht. Beschäftigt, wie ich war, kümmerte und sorgte ich mich nur um andere. Vielleicht musste mein Körper aus diesem Grund jetzt signalisieren, dass ich selbst auch existierte.

Anstatt mich in der Prioritätenliste auf den letzten Platz zu setzen, hätte ich mir selbst mehr Beachtung schenken sollen. Langsam begann mein Körper Signale auszusenden, denen ich – befangen im Alltäglichen – zunächst keine Beachtung schenkte. Das Verhältnis zu meinen Kindern hatte sich inzwischen unvermeidlich verändert. Unter diesen Umständen war ich gezwungen, meine Aufgaben anderen Personen zu überlassen, die ich nicht gut kannte. Sie lebten bei uns im Haus und verstanden nicht mehr als drei Vokabeln italienisch. Die Schwierigkeiten, denen ich begegnete, wurden langsam unüberwindbar. Niemand, so dachte ich, würde mich jemals in diesem neuen Gewand akzeptieren. Mit meiner großen Tochter konnte ich mich schriftlich verständigen. Diese Form der Kommunikation empfand ich, verglichen mit der Möglichkeit, mit ihr direkt zu sprechen, als kalt und distanziert. Aber meine Kleine konnte ja noch nicht einmal lesen. Die Verwirrung war gefolgt von Resignation. Ich begann, mich selbst zu bemitleiden. Ich dachte nicht mehr an die Krankheit, sondern zunehmend daran, wie sehr sie mein Leben zerstört und mich gedemütigt hatte. Ich hatte das Vertrauen in die Zukunft verloren, die Hoffnung und die Träume hatten mich verlassen. Nicht einmal im Schlaf träumte ich.

Die Strahlenbehandlung war schmerzhaft. Während der Behandlungszyklen, denen ich mich unterziehen musste, traten Entzündungen und Eiterungen an der alten Halswunde auf. Kleine Fisteln und Abszesse zeigten sich, die nur schwer abheilten. Ich war gezwungen, zahlreiche rekonstruktive Eingriffe über mich ergehen zu lassen, um Fisteln zu schließen. Am Ende stand, Gott sei Dank, der Verschluss des Tracheostomas, und damit der Luftröhrenöffnung am Hals. Meine Familie freute sich darüber, dass ich ohne diesen unangenehmen Latz, der das Tracheostoma bedeckte und vor Keimen schützen sollte, wieder sprechen und mich in der Öffentlichkeit bewegen konnte. Aber mir gelang es nicht, mit der neuen Situation fertig zu werden. Nach außen war ich in allem bemüht, den Wunsch meiner Familie nach einer bevorstehenden Heilung zu unterstützen. In Wahrheit aber sah es in mir anders aus. Es ging mir nicht gut. Ich begann Schmerzen an der rechten Halsseite zu spüren und das Atmen bereitete mir mehr und mehr Schwierigkeiten. Während der Kontrolluntersuchungen bei meinem Chirurgen wurden diese Beschwerden als Folgen der Strahlenbehandlung gedeutet, die notwendigerweise besonders aggressiv war, um ein Wiederauftreten der Krankheit zu verhindern. Seine zuversichtlichen Erklärungen überzeugten mich nicht. Ich wandte mich an das Tumorzentrum in Mailand, um eine *second opinion* einzuholen. Dort erklärte man mir äußerst diplomatisch, dass der Eingriff gut ausgeführt worden sei und die Strahlenbehandlung die Heilung positiv beeinflusse. Bedauerlicherweise fühlte ich mich weiterhin schlecht. Ich war nervös, müde, ohne Appetit und hatte Schmerzen. Schließlich war ich an dem Punkt angekommen, dass ich täglich mehr und mehr Schmerztabletten einnahm, ohne eine Erleichterung zu spüren.

Es war Sommer und im August ruht die Arbeit in Italien. Die Ärzte machen Urlaub und die Kranken erwarten geduldig ihre Rückkehr. Sie ertragen in dieser Zeit, so gut sie können, ihre Leiden. Am Ende der Ferien, im September, wandte ich mich wieder an meinen Chirurgen. Die Schmerzen waren inzwischen zu Messerstichen geworden. Ich konnte den Kopf nicht mehr gerade halten. Er schlug eine Kernspintomographie vor und vermutete eine Atrophie des Sternocleidomastoideus-Muskels (Kopfnickermuskel). Diese Diagnose überzeugte mich nicht. Ich beschloss zum HNO-Arzt der Praxisklinik zu einer erneuten Untersuchung zu gehen. Der Arzt dort sagte nichts. Er verordnete eine Feinnadelpunktion aus dem Gewebe am Hals und verwies mich an einen Kollegen, der diese Punktion durchführen sollte. Er gab mir einen verschlossenen Brief für ihn mit.

Ich begann nachzudenken. Irgendetwas lief nicht gut. Ich fuhr wieder nach Paris zum dortigen HNO-Spezialisten. Diesmal ließ ich mich von einem Dolmetscher begleiten. Ich wollte sicher sein, dass ich alles, was mir gesagt wurde, auch richtig verstand. Wir kamen einen Tag früher in die französische Hauptstadt. Wir wollten gemeinsam das Schloss Versailles besuchen. Ich fügte mich mehr aus dem Wunsch nach Ruhe als aus Überzeugung. Angekommen am Schlosseingang begann das Atmen beschwerlich zu werden. Man führte mich vorsichtig am Arm zum Hotel zurück. Ich war erschöpft und schwach.

Während der Kontrolle am nächsten Tag sagte mir der französische Arzt, der mich von meinem letzten Besuch kannte, dass ich einen Stimmbandpolyp hätte. Er schlug mir vor, ihn zu entfernen, da damit alle Probleme beseitigt seien. Auch sagte er mir, dass ich diesen Eingriff in Italien ausführen lassen könne, in Rom, und er nannte mir den Namen eines dort tätigen HNO-Chirurgen. Ich könne mich an ihn wenden, ohne in Paris bleiben zu müssen. Er verschrieb mir eine lange Liste Medikamente unter anderem auch Kortison. Letzteres, sagte er, würde den Schmerz beseitigen, der inzwischen unerträglich geworden war. Langsam begann mein Kopf wieder klar zu werden, nachdem die Schmerzen unter der Therapie nachgelassen hatten.

Mein Vater, der in Rom geblieben war, verabredete den Termin mit dem empfohlenen HNO-Chirurgen. Wir kehrten in der Hoffnung nach Hause zurück, das Problem in kurzer Zeit zu lösen. In den folgenden Tagen aber begann alles chaotisch zu werden. Es kam der Tag des Arztbesuches bei dem HNO-Chirurgen im E. Hospital (irgendetwas führte mich immer wieder dorthin). Ich war müde, zermürbt und wollte keine Ärzte mehr sehen. Die Untersuchung im E. Hospital war gründlich. Der HNO-Chirurg und

Professor fragte nach den Unterlagen der Voruntersuchungen. Er studierte sie umsichtig, ohne sich weiter zu äußern. Während des Besuches sah ich ununterbrochen zu meinem Mann, der neben mir saß. Mit flehendem Blick und Tränen in den Augen bat ich ihn, mich hier wegzubringen. Dann begannen die Tränen still über meine Wangen zu laufen. Ich fragte den Professor, ob es möglich sei, mich zu heilen. Er antwortete vor mir sitzend ganz ruhig, während er leicht mein Knie streichelte: „Ich weiß es nicht". Dann beschloss er, sofort eine Feinnadelbiopsie zu nehmen, um die Wartezeit zu verkürzen. Anfangs wehrte ich mich dagegen, aber mein Vater und mein Mann bestanden darauf. Ja, sie drängten mich dazu.

Am nächsten Tag war der Termin beim Spezialisten der Praxisklinik, der auch die HNO-Abteilung der Universität von A. leitete. Wir reisten also den weiten Weg nach A., diesmal in der Hoffnung auf bessere Nachrichten. Es war nicht der Fall. Der Arzt hatte mir die lange Reise zugemutet, um mir lediglich mitzuteilen, dass die Tumorerkrankung wieder aufgeflammt sei. Ich sei inoperabel. Der Grund läge in der hohen Strahlendosis der letzten Monate, die das Gewebe im Inneren des Halses schwer geschädigt und verbrannt hätte. Der Tumor sei in die Halsschlagader eingebrochen. Außerdem sagte er mir, dass unter diesen Bedingungen eine Operation zu gefährlich sei. Es sei notwendig, im Falle eines chirurgischen Eingriffs mehrere plastisch-rekonstruktive Eingriffe folgen zu lassen. Bei einer minimalen Infektion würden die notwendigen Medikamente nicht effizient wirken, weil die Blutversorgung im Hals durch Tumor und Bestrahlung nicht ausreichend sei. Er bemerkte noch, dass sich die Mühe nicht lohne, irgendwo nach einem Chirurgen zu suchen, der dieses Risiko einginge. Kein Chirurg der Welt würde bereit sein, einen derartigen Eingriff an mir durchzuführen. Keiner könne mir helfen. Ich hatte keine große Wahl.

Zu denken, dass ausgerechnet in dem römischen Krankenhaus gegenüber seiner Praxisklinik, die einzige Person arbeitete, die mich retten könnte, war unvorstellbar. Er, der mich aufgegeben hatte, bestätigte noch einmal seine Beurteilung, dass es seiner Meinung nach keinen Sinn hätte, weiter zu suchen. „Versuchen wir eine Chemotherapie", sagte er und verabredete für mich einen Termin in der Onkologie des D.-Institutes in Rom. Um die Chemotherapie durchzuführen, musste ein Port, eine kleine unter die Brusthaut gelegte Kammer mit Gefäßanschluss, eingepflanzt werden, durch den die Infusionen laufen sollten. Auf dem Heimweg rief mich die Mitarbeiterin des Professors aus dem E.Hospital auf meinem Handy an. Am Abend zuvor hatte er uns das Ergebnis der Feinnadelpunktion mitgeteilt: Infiltrierendes Plattenepithelkarzinom. Die Mitarbeiterin fragte mich aufgrund der Dringlichkeit des Eingriffes und weil sie in diesem Fall bereits geplante Eingriffe streichen müsse, ob ich eine Entscheidung bezüglich der Operation gefällt hätte. Wie soll man über eine Operation mit ja oder nein entscheiden, wenn man gerade andernorts das Todesurteil gehört hat? In meinem Kopf überschlugen sich die Gedanken, aber die wichtigsten betrafen meine Kinder. Ich beschloss: „Wenn ich sterben muss, will ich mich wenigstens von ihnen mit meiner eigenen Stimme verabschieden." Meine Familie aber gab sich nicht geschlagen. Sie bestand so lange darauf, bis ich versprach, in das E. Hospital zurückzukehren.

Als mein Mann und ich in das D.Institut zu dem vereinbarten Termin mit dem Onkologen kamen, fragte eine Schwester, die mich im Vorübergehen sah, ob ich mich wohl fühle. Es war nicht zu übersehen, dass es mir in diesem Augenblick extrem schlecht ging. Ich hatte meinen Kopf an die Schulter meines Mannes ge-

lehnt. Die Schmerzen und die fortwährende Übelkeit in mir lie-
ßen nur die eine unwiderstehliche Empfindung zu: Ich will nach
Hause und weg von den weißen Kitteln! Die Schwester gab mir
eine Spritze mit einem starken Schmerzmittel. Danach begann
ich mich langsam besser zu fühlen.

Die Begegnung mit dem Onkologen verlief gut. Er beschrieb
die Art und die Dauer seiner geplanten Therapie. Natürlich hin-
ge viel davon ab, wie mein Körper auf die Therapie reagieren
würde. Er verschrieb mir Morphium, um meine Schmerzen, die
in der Zwischenzeit schneidend geworden waren, zu lindern.
Schweigend gingen wir zum Auto. Claudio war in seine Gedanken versunken und ich wollte nur meine Mädchen wiederse-
hen. Angekommen am Auto versuchte er etwas zu sagen, aber
ich ließ ihn mit einer schwachen Handbewegung innehalten.
Schließlich: „Ich bin müde, ich wünsche nur noch, dass man
mich in Frieden sterben lässt". Seine Reaktion war bestürzend.
Niemals habe ich einen Menschen so unnatürlich schreien hören. Er fiel auf die Knie und schlug mit den Fäusten den Erdbo-
den. Unter Krämpfen weinte er bitterlich, unmenschlich.

Ich versteinerte.

Ich wollte ihn doch meinetwegen nicht so leiden sehen. Ich wil-
ligte ein, mich wieder operieren zu lassen, aber bei dem Chirurgen, der den ersten Eingriff durchgeführt hatte.

Ich wurde Samstagmorgens aufgenommen. Es erfolgten die notwendigen Analysen und ich bekam mein Zimmer zugewiesen.
Der zuständige Chirurg war nicht erreichbar. Er war außerhalb
Roms bei einer Treibjagd. Wir hatten bereits vereinbart, dass
er mich am kommenden Montag operieren werde. Sein Assi-
stent kam, um mich zu begrüßen. Beiläufig sagte er: „Sie können ganz beruhigt sein. Montag lösen wir das Problem mit ihrer

Muskelatrophie am Hals. Alles wird bestens." „Wie bitte? Muskelatrophie? Was sagt er da?" Ich sah meine Mutter an, die mich begleitete. Ich erhob mich vom Bett. „ Wir gehen nach Hause. Hier bleibe ich keine Minute länger."

Zu Hause angekommen rief mich derselbe Arzt, der inzwischen von den Stationsschwestern informiert worden war, an und bat mich, ins Krankenhaus zurückzukommen. Es würde alles gut gehen. Es bestünden keine großen Risiken. Es gelang ihm, mir das Versprechen abzuringen, am Sonntagabend wiederzukommen. Tatsache war, dass ich wusste, dass ich in dieses Krankenhaus nie wieder zurückkehren würde.

Da ich beschlossen hatte, mich operieren zu lassen, wendete ich mich nun an den Professor im E. Hospital. Als er mich sah, lächelte er und sagte: „Wir müssen es versuchen, Sie können nicht warten bis der Tod entscheidet, Sie sind einfach zu jung!" Er legte den Operationstermin auf den 21. Oktober 2003. Genau ein Jahr nach der ersten Operation.

Wie oft habe ich später innegehalten, um über die Ursachen nachzudenken, die meine Wahl beeinflusst haben. Tatsächlich umkreiste ich irgendwie immer wieder das E. Hospital. Es war als ob eine übermenschliche Macht mich sacht in diese Richtung drängen würde. Das Operationsdatum empfand ich wie das Angebot zu einer zweiten Chance. Es war, als ob ich mich beim ersten Mal im Weg geirrt hätte und mir jetzt erlaubt würde, meinen Irrtum zu korrigieren. Irgendwie fühlte ich, dass jemand oder etwas mich führte. Ja, mich führte … hin zu meiner Rettung. Wie viele Male während der monatlichen Kontrolluntersuchungen, die ich bis heute beibehalten habe, ertappe ich mich dabei, wie ich die Hände des Professors betrachte. Ihnen verdanke ich mein Leben. Ich sage mir immer wieder, dass ich niemals die Worte finden werde, um ihm dafür zu danken.

Montag, den 20. Oktober wurde ich aufgenommen. Ich hatte das schrecklichste Wochenende meines Lebens hinter mir: Die Schmerzen waren immer schlimmer geworden; um mich von ihnen zu befreien, nahm ich hohe Dosen Morphium, die mich kontinuierlich im Halbschlaf hielten. Ich wechselte vom Sessel zur Couch und von der Couch zum Sessel. Ich war nicht mehr in der Lage, mehr als zwei Schritte zu gehen, so schwach war ich geworden. Ich erinnere mich, dass ich in den kurzen Wachphasen zwischen dem bleiernen, durch die Medikamente verursachten Schlaf mich wunderte, noch am Leben zu sein. Ich wünschte, dass mich der Tod während des Schlafes in seine Arme nähme. Ich stand im Begriff, einen äußerst gefährlichen Eingriff nur um meiner Familie willen an mir durchführen zu lassen. Ich selbst erwartete mit Resignation das Ende. Ich weiß, dass jeder von uns früher oder später „der schwarzen Dame" begegnet. Die einzige Sicherheit, die wir im Leben haben, ist die zu sterben. Aber es macht den Unterschied, das Datum dieser Verabredung zu kennen. Unsere Psyche erträgt dieses Wissen nur sehr schwer.

An jenem Montag regnete es in Strömen. Nachdem ich mich von meinen Töchtern verabschiedet hatte, verließ ich mein Elternhaus, in der Überzeugung, nicht mehr zu ihnen zurückzukehren. Am frühen Nachmittag kamen wir in der Klinik an. Mein Zimmer lag neben dem Operationssaal. Kaum im Zimmer angekommen, wurden die Routineblutuntersuchungen durchgeführt. Dann ließ man mich endlich in Ruhe. Der Morgen kam. Es begann ein einziges Kommen und Gehen von Ärzten und Schwestern. Von diesen Augenblicken ist mir nur das betäubende Schweigen in Erinnerung geblieben. Ich folgte den Anweisungen, die mir gegeben wurden, wie eine, die zum Tode verurteilt ist. Der Anästhesist ließ mich den Aufklärungsbogen unterzeichnen. Er erklärte mir die Art der Anästhesie, die er mir geben wollte. Ich war nicht in der Lage zuzuhören. Ich war eingetaucht in einen Zustand der Apathie und Teilnahmslosigkeit. Es war mir alles gleichgültig. Von diesem Anästhesisten erhoffte ich mir nur, dass er mir helfen werde, dem Tod mit Ruhe und Gelassenheit zu begegnen. Er würde meinen letzten Schlaf einleiten und mir so den Weg ins Jenseits erleichtern. Dank seiner Hilfe würde der Übergang ohne Schrecken sein. In der Tat, genau dieses Loslösen von der Welt belastete mich am meisten. Die Reise ins Unbekannte zu akzeptieren, erschien mir in diesem Augenblick übermenschlich. Mit seiner Hilfe, dachte ich, würden alle meine Ängste sich auflösen.

Die Schwestern begleiteten mich ins Bad. Sie halfen mir beim Anziehen des grünen Operationshemdes. Keiner sprach ein Wort. Der Professor kam, begleitet von einem Mitarbeiter. Letzterer las mir die Einverständniserklärung vor, die ich unterzeichnen sollte. Darin waren die Risiken beschrieben, die bei der Operation auf mich zukommen würden.

Er war schweißgebadet. Der Professor aber stand neben ihm und hörte ihm ruhig zu, aufrecht, entschlossen und offensichtlich seiner Sache sicher. Nachdem alles vorgelesen war, unterzeichnete ich die Aufklärungsbögen und der Professor sagte – meine Wange streichelnd – er erwarte mich im Operationssaal. Alles war vorbereitet, es fehlte nur noch der Abschied von meiner Familie. Überzeugt davon, sie nie wieder zu sehen, umarmte ich einen nach dem anderen ohne Eile, beruhigt, dass ich sie in der Hoffnung zurücklassen würde, dass alles gut ginge. Sie waren von jener finsteren und trüben Stimmung befreit, die seit so langer Zeit in ihren Gesichtern geschrieben stand. Endlich hatten wir einen Chirurgen gefunden, der bereit war, mich zu operieren. Nach so vielen sicheren Todesurteilen blühte die Möglichkeit einer kleinen Hoffnung auf. Ich gab meinem Mann den Trauring und die Zeit blieb für mich stehen in seinem Händedruck, in seinen Augen, die in den meinen lagen und die mich bis zur Türe des Operationssaals begleiteten. „Pass auf dich und auf die Kinder auf. Ihr schafft es auch ohne mich, ich liebe euch", dachte ich und wischte eine Träne weg, die ihren Weg über meine Wange suchte.

Alles um mich herum erschien mir unwirklich.

Alle Geräusche erreichten mich gedämpft. Die Personen um mich herum bewegten sich vor meinen Augen verlangsamt, wie in Zeitlupe. Aufmerksame Blicke beobachteten mich hinter Masken. Unbekannte Hände entkleideten mich und betteten mich auf dem Operationstisch. Nackt. Beraubt jeder menschlichen Würde und jeder Hoffnung. Ich wurde mit einer thermischen Decke zugedeckt, die meinen Körper wärmte, aber nicht meine Seele. Ich zitterte vor Angst. Endlich bat mich jemand, die Augen zu schließen.

Der Augenblick war gekommen. „ADDIO!"

13 Stunden später wachte ich wie ein Fetus, der die Gebärmutter verlässt, auf. Mir wurde mit einem Mal klar, dass dies der Eintritt in ein neues Leben war, das mich erwartete.

Der Professor schob die Krankenbahre, auf der ich lag, bis in mein Krankenzimmer. Er half mir beim Eintreten in das neue Licht. Als ich meine Augen wieder öffnete, war ich vollständig überrascht, meine Lieben wieder zu sehen. Ich erinnere mich daran, wie der Professor sich um mich bemühte. Er tat es, bis er sich sicher war, dass ich aus dieser Position, in der mein armer, vorgeschädigter Hals gezwungenermaßen in der ersten postoperativen Phase verweilen musste, fernsehen konnte. Mich verblüffte und beeindruckte sein ganz offensichtlich zur Schau getragener Optimismus. Ganz langsam übertrug sich dieser Optimismus auf mich. Ich begann wieder an meine Zukunft zu denken, auch wenn sich die Zukunft nur auf die allernächste Zeit beschränkte. In mir reifte die Überzeugung, dass jetzt ein neues Leben beginnt. Die alte Cristina gab es nicht mehr. Maria Cristina war geboren.

Der Krankenhausaufenthalt war lang. Wir mussten die Reaktionen meines Körpers auf den Eingriff abwarten. Das bestrahlte Gewebe war wegen der schlechten Durchblutung in Gefahr nekrotisch zu werden und das wäre fatal gewesen.[4] Man hatte mir den Kehlkopf, die rechte Schlagader (Arteria carotis), den Vagusnerv und die gesamte Halsmuskulatur rechts entfernt. Außerdem war die Tracheotomie durchgeführt worden. Diesmal für immer.

Als am Tag nach der Operation der Neurologe vorbeikam, um sich über meinen Gesundheitszustand zu informieren, war er zutiefst überrascht, dass ich keine größeren Nervenschäden d. h. keine Halbseitenlähmung davongetragen hatte.

Ich blieb circa 15 Tage in der Klinik. Ich wurde liebevoll behandelt und die Visiten waren voller Zuwendung. Ein Kollege meines Mannes, ein Offizier der Carabinieri, sagte mir: „Wir haben eine Schlacht gewonnen. Jetzt müssen wir den gesamten Krieg siegreich beenden!"

Dieser Satz begleitet mich noch heute. Bereits zwei Tage nach dem großen Eingriff wurde ich wieder in den Operationssaal gebracht. Man befürchtete eine Störung der Durchblutung des Gewebes unter der Haut. Es war Gott sei Dank Fehlalarm. Als ich schließlich entlassen wurde, holte mich mein Mann aus der Klinik ab. Es war ein herrlicher sonnendurchfluteter Tag und wir fuhren schweigend nach Hause. Irgendwann machte er mich darauf aufmerksam, dass es am Tag meiner Aufnahme in Strömen geregnet hatte. Am Tag meiner Rückkehr schien die Sonne.

Gott war mit uns. „Ja, vielleicht", dachte ich, aber in jenem Augenblick war ich mitten in einer Stimmungskrise, die mir das Gefühl gab, dass Gott mich wahrscheinlich vergessen hatte. Seine Augen lagen nicht mehr auf mir, er war nirgendwo. Ich rezitierte in mir ein altes brasilianisches Gedicht, „Schatten im Sand":

Ich träumte am Strand mit ihm, meinem Herrn und Gott, zu wandeln
und im Licht des Himmelszeltes zu erblicken
alle Tage meines Lebens.

Und immer sah ich zwei Schatten im Sand,
Meinen und den des Herrn.

Nur manchmal war da nur ein Schatten allein.

Und das ausgerechnet an den schwierigsten Tagen meines Lebens

„Herr, ich habe dich für mein Leben erwählt
Und du versprachst mir, dass du immer bei mir sein wirst.
Warum hast du mich verlassen
im Augenblick des Leides?"
Und er, der alles trägt, antwortete:
„Mein Sohn, du weißt, ich liebe Dich,
und du weißt auch, dass ich dich niemals verlassen habe.
Als du nur einen Schatten sahst im Sand, waren es
jene Tage, an denen ich dich in meinen Armen hielt."

Vielleicht war es wahr: Zu viele Zufälle markierten meinen Weg. Jemand trug mich in seinen Armen hin zu meiner Rettung. Oft halte ich inne, um nachzudenken. Ich glaube, dass dieser Weg, den ich gezwungenermaßen gegangen bin, gesegnet ist, wenn er dazu gedient hat, mich zu dem zu machen, was ich heute bin. Die Krankheit gab mir die Möglichkeit, die Zukunft mit anderen Augen zu sehen. Sie hat meine Vorstellungen von den existentiellen Werten vollkommen verändert.

An diesem Entlassungstag wurde mir mit einem Schlag bewusst, das nichts mehr so sein würde wie vorher. Mein anfängliches Nichtbeachten der Signale, die mein Körper mir gegeben hatte, war bitter bestraft worden. Mir war das genommen worden, was mir am meisten bedeutet hatte: die Stimme. Die Warnung stand im Raum, mich für immer daran zu erinnern, dass ich, da ich den Vorboten keine Beachtung geschenkt hatte, unfähig bleiben würde, mit der Welt zu sprechen. Widersprüchliche Gedanken kämpften in meinem Herzen. Manchmal sagte ich mir, dass ich in der Lage sein werde, mich an die neue Situation der Verstümmelung zu gewöhnen, aber dann kam wieder die Wut über mich selbst und hatte den Vorrang. Die sonntäglichen Spaziergänge würde es nicht mehr geben, bei denen meine ältere Tochter und ich zweistimmig unsere Lieblingslieder sangen. Auch die Abende im Elternbett würden nicht mehr zurückkehren, bei denen wir uns frei erfundene Geschichten vor dem Einschlafen erzählten. Ich hatte meine schöne Stimme verloren, die mein Mann in unserer Brautzeit immer so bewundert hatte. Ich erinnere mich, wie er sagte: „Ich liebe deine Art zu sprechen." Die Freude ging aus und überließ ihren Platz der Resignation. Ich dachte nicht mehr an die Krankheit, sondern daran, wie diese mein Leben und das meiner Familie verletzt und zerstört hatte. Und schließlich mein Intimleben: Ich war mir sicher, dass unsere Beziehung unmittelbar die Folgen zu spüren bekommen würde, die diese unüberwindbaren Probleme verursachten und die wir jetzt bewältigen sollten. Ich dachte, dass es nicht leicht für meinen Mann sein würde, sich an die Tatsache zu gewöhnen, dass ich nicht mehr sprechen werde und dass ich für den Rest meines Lebens mit einem Atemloch im Hals weitervegetieren sollte.

Ich fing an, Claudio absolut abzulehnen. Ich versuchte, ihn weit von mir weg zu halten und ich wurde unmotiviert aggressiv gegen ihn. Er ließ sich nicht abschütteln. Jedes Mal, wenn ich ihn verjagte, kam er dickköpfiger denn je zurück und das mit einer Ausdauer und einer Geduld, die nur die Liebe schenken kann. Sein Verhalten war genauso hartnäckig wie das meiner Töchter, die nichts anderes wollten, als einige Stunden gemeinsam mit mir zu verbringen. Sie zwangen mich, mir einzugestehen, dass das Problem, mich zu akzeptieren einzig und allein mein eigenes war. Aber, wie konnte ich mich selbst in meiner unnatürlichen Begrenztheit wieder finden? Seit Kindheit hatte ich meine sozialen Beziehungen immer auf der Sympathie, auf dem Dialog und auf der Redefähigkeit aufgebaut. Ich war also die Erste, die die neuen Bedingungen annehmen musste. Ich wollte gegen die Grausamkeit des Schicksals rebellieren. Ich begann bereits, in einer zurückgezogenen Einsamkeit zu leben. Ich betrachtete mich nicht mehr im Spiegel. Ich wurde wütend, wenn man im Gespräch nicht sofort verstand, was ich meinte. Noch besser, ich spielte die Rolle der Zuhörer, indem ich alte Tonbandaufnahmen mit meiner Stimme abhörte, die auf Audiokassetten registriert waren.

Ich hatte das Gefühl, am Rande eines Abgrundes zu wandeln. Mir wurde eine Psychotherapeutin vorgestellt. Ich nahm ihre Hilfe bis zu einem gewissen Grad an, da ich merkte, dass ich es allein nicht schaffen würde. Die Depression klopfte an! Ich folgte ihren Ratschlägen und ganz langsam wie Phönix wurde ich aus meiner eigenen Asche wiedergeboren. Ich entschied, mich nicht weiter zu verstecken. Ich wollte neue Methoden der Kommunikation suchen und lernen, die außerhalb der bekannten Formen lagen. Ich fing an, meine Empfindungen in Körpersprache umzusetzen. Besonders mit meiner kleinen Tochter gemeinsam erfanden wir ein ganzes Arsenal von Zeichen, um uns zu verständigen. Alle Zeichen waren von uns. Der Daumen nach oben bedeutete Einverständnis. Die Arme gekreuzt und eng um den eigenen Körper geschlungen, sagten: „Ich mag dich sooo gerne". Um die anderen anzusprechen und auf mich aufmerksam zu machen, half es, in die Hände zu klatschen. Auch mein Hund hatte sich an diese Form des Appells gewöhnt. Wenn ich im Garten weilte und in die Hände klatschte, kamen alle, der Hund inbegriffen. Auf die schriftliche Konversation versuchte ich nur in den Momenten zurückzugreifen, in denen größere Verständigungsschwierigkeiten auftraten. Wenn das geschah, rannte meine Kleine mit dem Blatt durch das Haus auf der Suche nach jemandem, der ihr das Geschriebene vorlesen konnte, da sie wusste, dass diese Worte von ihrer Mama stammten. Es war nicht einfach. Es geschah immer wieder, dass sie mich bat, ihr ein Märchen vor dem Schlafengehen vorzulesen, wie es früher der Fall war. Ich litt unter diesen Bitten und häufig rollten dann die Tränen über meine Wangen, ohne dass ich sie zurückhalten konnte. Auf den Rat meiner Psychologin hin begann ich nun, sie zu bitten, mir das Märchen vorzulesen. Sie war von der neuen Aufgabe begeistert! Sie konnte noch nicht lesen, aber die Figuren im Buch betrachtend erfand sie einfach Geschichten. Diesen abendlichen Brauch haben wir, unabhängig von der Tatsache, dass ich wieder sprechen kann, bis heute beibehalten. Mit meiner großen Tochter war die Verständigung einfacher. Sie lernte so gut meine Worte von den Lippen abzulesen, dass sie häufig zu meiner Stimme wurde. Wir verbrachten viel Zeit zusammen, sahen gemeinsam Filme, zeichneten und spielten Karten. Aus Spaß nannten wir die Nährsonde, die ich über lange Zeit tragen musste, ELEFANTENRÜSSEL. „Mama, wenn sie dir den Elefantenrüssel ziehen, feiern wir ein großes Fest ganz allein für dich. Ich werde dir Kuchen und Plätzchen backen. Du hast mir die Rezepte dafür in mein Kochbuch geschrieben."

Mit großer Anstrengung war es mir gelungen, mich gegenüber meinen Töchtern in meiner neuen Rolle zurechtzufinden, ja ich begann sie anzunehmen. Ich hatte aber immer noch Angst, allein auszugehen. Das schränkte die Unabhängigkeit, die ich mir langsam zurückerobert hatte, empfindlich ein. Ich begann, mich jetzt selbstständiger zu bewegen. Ich besiegte meine Angst. Ich versuchte die Unannehmlichkeiten, die mir die Neugier der Menschen dadurch verursachte, dass sie mich wegen meiner Verstümmelungen am Hals penetrant anstarrten, zu überwinden. Ich lernte, alles elegant hinter einem modischen Halstuch zu verbergen. Ich begann, sehr auf mein Äußeres zu achten. Wenn ich ausging, nahm ich einen Schreibblock und einen Stift mit, um im Zweifel mich besser mit fremden Personen zu verständigen. Ich zögerte nicht, Geschäfte zu betreten oder auf der Straße nach Informationen zu fragen.

Ich ignorierte die aufdringlichen Blicke der Indiskreten. Dieser Übergang war schwierig. Die Impertinenz und der Mangel an Diskretion machen mich auch heute noch nervös, obwohl ich aus Erfahrung manche Reaktionen nachvollziehen kann. Diese Verhaltensweisen weckten in mir am Anfang die schmerzliche Erinnerung an mein „Anderssein". Ich fühlte mich ausgegrenzt. Später jedoch nahm ich dies alles nicht mehr wahr. Ich stellte fest, dass ich mich in einer neuen Art in dieser Gesellschaft bewegte. Mein Schweigen in Anwesenheit anderer, das mich früher peinlich berührte und mich verlegen machte, empfand ich nun als angenehmen Begleiter. Ich begrüßte die anderen mit einer Umarmung und ich hatte mir angewöhnt, Kusshände zu werfen, so dass mein Körper für mich sprach. All diese neuen Erfahrungen wurden von Krankenhausbesuchen und -aufenthalten mit chirurgischen Eingriffen, Chemotherapien und Hyperthermiebehandlungen etc. immer wieder unterbrochen. Augenblicke der

Freude wechselten mit Perioden des Schmerzes und jedes Mal erschien es mir, als ob ich in einen Abgrund stürzen würde. Unvermeidlich öffneten sich alte Wunden, von denen ich dachte, sie seien abgeheilt. Ich konnte mich nicht ausreichend verständigen. Ich konnte nicht sprechen. Ich musste andere an meiner Stelle sprechen lassen. Meine Worte unterlagen der Interpretation anderer, die die Aussage beeinflussten. Häufig wurde auf diese Weise der Inhalt dessen, was ich sagen wollte, verändert.

Ich beschloss, einen Brief an meinen Professor zu schicken, um ihm meine Absichten mitzuteilen.

Sehr geehrter Professor, sehr geehrte Dottoressa[5],

nach meiner Operation im Oktober konnte ich mich nicht mehr sprechend verständigen. Ich hatte mich mit Umständen abzufinden, in denen ich andere für mich sprechen lassen musste. Unter diesen Bedingungen war es unvermeidbar, dass das, was ich sagen wollte, verändert oder entstellt wurde, weil die Interpreten, meinen eigentlichen Gedanken in guter Absicht mit ihren eigenen Wunschvorstellungen anreicherten.

Aus diesem Grund habe ich mich entschlossen, Ihnen diesen Brief zu schreiben. Ich möchte Ihnen mitteilen, dass ich entschieden habe, keine weiteren Schritte zu unternehmen, zumindest für diesen Augenblick.

Ich bin dankbar für die Aufmerksamkeit, die Sie mir immer entgegengebracht haben, aber ich kann mir nicht erlauben, dem Weg weiter zu folgen, den Sie vorschlagen. Das Endziel, dass eine Person ohne Kehlkopf wie ich wieder sprechen kann, werde ich wohl nicht erreichen.

Eine Hoffnung, die nur durch Ihren Ideenreichtum genährt werden konnte.

Die Motive meiner Wahl sind zwei. Beide sind nicht voneinander zu trennen. Das erste betrifft die Kostenfrage.

Wie Sie wissen, ist Claudio beim Staat angestellt und ich arbeite seit beinahe zwei Jahren nicht mehr. Meine Krankheit hat dazu geführt, dass wir viel Geld bezahlen mussten. Dies hat ein Niveau erreicht, das über unseren ökonomischen Möglichkeiten liegt.[6]

Ich war immer Optimist, was die Möglichkeiten meiner Heilung und Wiederherstellung angeht, aber ich bin und muss auch Realist sein. Keiner von uns kann wissen, ob in Zukunft ein Rezidiv des Tumors auftritt. Sollte das geschehen, werde ich keine Sekunde zögern, mich wieder in Ihre Hände zu begeben und Ihren wertvollen Ratschlägen zu folgen.

Ich kann mir aber nicht erlauben und ich werde es auch nicht meinen Eltern erlauben, Geld für Medikamente auszugeben, die über das hinausgehen, was für meine Heilung notwendig ist.

Das zweite Motiv, der Reihenfolge und nicht der Bedeutung wegen, betrifft die Gesundheit. In zwei Jahren bin ich zehn Mal im Operationssaal gewesen, immer im Wissen um die Risiken, welche ein operativer Eingriff mit sich bringt. Der letzte war sehr traumatisch. Ich muss ihn immer noch mit Hilfe der Psychotherapeutin verarbeiten.

Ich wollte mich diesem letzten Eingriff eigentlich nicht unterziehen und die Entscheidung wurde intern hart diskutiert. Nur das enorme Vertrauen, das ich Ihnen gegenüber empfinde, hat mich schließlich überzeugt. Allerdings habe ich mir gleichzeitig selbst versprochen, dass ich ohne eine effektive Notwendigkeit keinen Operationssaal mehr betreten werde.

Ich weiß, wohin der Weg mich führt, den ich dabei bin zu gehen, aber was ich nicht kenne, sind die Hindernisse und die

Kosten, die auf mich warten.

Damit möchte ich es für den Augenblick gut sein lassen.

Grazie grazie grazie.

In unendlicher Dankbarkeit

Natürlich konnte und wollte ich mit diesem Brief nicht das Projekt, das der Professor für mich ausgearbeitet hatte, unterbrechen. Er wollte meinen Hals, Schlund und Zungengrund so verändern, dass ich wieder sprechen und eine höhere Lebensqualität erreichen konnte. Es war keine Zeit mehr zu verlieren, da – so der Professor – die Erfahrung gezeigt habe, dass eine lange Zeitspanne des Verstummens die Persönlichkeit soweit verändert, dass Wunsch und Wille zu sprechen erlöschen. Ich änderte meine Meinung und akzeptierte den für mich vorgesehenen Plan.

Die chirurgischen Eingriffe, die einander folgten, beinhalteten die Wiederaufrichtung der Luftröhre, die Behandlung der Nekrosen, die regelmäßig nach jedem Eingriff auftraten und schließlich die Wiederherstellung meines Körpers bis ich alles und nicht nur halbflüssige Speisen zu mir nehmen konnte.[7] Unvorhergesehene Störungen waren an der Tagesordnung. Einmal wurde ich von schweren krampfartigen Hustenattacken überfallen, wobei Speichel in die Luftröhre gelangte und mir Atemnot verursachte. Ich wandte mich sofort an die Ambulanz des Professors. Er stellte eine große Fistel auf der Seite der Operation am Hals fest. Ich bezeichnete sie als Vulkan, so groß erschien sie mir. Auch dieses Problem haben wir gemeinsam gelöst und am Ende kam das Wunder. Das Vertrauen, das ich immer zu ihm hatte, trug Früchte. Dank seiner großen Professionalität war es ihm gelungen, mich vor dem sicheren Tod zu bewahren. Er hatte mir aber auch versprochen, dass ich wieder essen, trinken und sprechen können werde wie alle normalen Menschen.

Jener Tag wird immer in meinem Gedächtnis bleiben. In der Luft lag Spannung und Euphorie zugleich. Der Tag der großen Probe war angebrochen. Wir alle wussten nicht, was geschehen würde, weil sich bisher niemand soweit mit einem neuartigen chirurgischen Rekonstruktionsverfahren vorgewagt hatte: Einen Menschen dadurch sprechen zu lassen, dass man die Stimmbildung der Delphine nachbaut, indem Ohrknorpel als umgekehrte Kehldeckel den Stellknorpel ersetzt und so Stimmlippenfunktion erfüllt.[8] Der Professor erklärte in seiner typischen Art, mit Ruhe und Geduld, was er während dieser Visite zu tun beabsichtigte. Er begann mit einer Sprayanästhesie von Schlund, Nase und Luftröhre. Er entfernte den Silikonstent und die Stimmprothese und sagte: „Versuchen Sie ein langes AAAAAA zu sagen." Ich atmete tief ein, verschloss mit dem Daumen das Tracheostoma und meine neue Stimme strömte aus meinem Mund. Ohne Kraft, mit leichtem Atem, klar, warm, WUNDERSCHÖN. Ich glaubte zu träumen. Es folgten weitere Tests: Essen und Trinken, ohne dass etwas über den neu geschaffenen Verbindungsweg aus dem Schlund in die Luftröhre gelangte. Alles verlief problemlos. Dank jener Hände begann ich, mir den Weg in mein neues normales Leben zurückzuerobern. Ich lernte rasch, mit meiner neuen Stimme vertraut zu werden und ich verliebte mich sofort in sie. Ich sprach ohne Schwierigkeiten und ohne die Notwendigkeit, häufig zu unterbrechen, um Atem zu holen. Es war eine weibliche Stimme. Anfangs bestand ein kleines Problem darin, dass ich nicht in der Lage war, einige Konsonanten auszusprechen. Ganz besonders das T, S und das P bereiteten mir Probleme. Ich trainierte, indem ich mit lauter Stimme Namen, die diese beiden Konsonanten beinhalteten, wiederholte, mit der Hilfe eines Lexikons: papera, topo, tappo (sehr schwierig), patata etc.[9]

Die Übungen führten bald zum Erfolg. Heute werde ich ohne größere Schwierigkeiten verstanden. Ich bemerkte nach kurzer Zeit, dass ich auch die Fähigkeit zu riechen wiedererlangt hatte. Leider lernt man die Geschenke der Natur normalerweise erst schätzen, wenn man sie verliert. Wieder den Duft der Blumen oder den Geruch von Kaffee am Morgen riechen zu dürfen, war herrlich.[10] Die technisch aufwendigen Nachuntersuchungen, denen ich mich alle drei Monate unterziehen musste, verliefen gut, auch wenn sie gelegentlich außerhalb des normalen Programms stattfanden, wobei immer wieder diese nie besiegte unterschwellige Angst hervorkroch.

Eines Tages, während des Besuches beim Professor, machte ich ihn auf eine Schwellung am Hals rechts aufmerksam, die seit einigen Tagen bestand. Er entschied sofort, ein Kernspintomogramm durchzuführen. Die Fürsorge und die Genauigkeit, die seine Arbeitsweise kennzeichnen, ehrten und alarmierten mich zugleich. Ich begann zu begreifen, dass einzig das profunde Wissen über die Krankheit und ihren möglichen Verlauf ihn in die Lage versetzte, dieses Ungeheuer in mir, gegen das wir zum Kampf angetreten waren, zu verstehen. Man durfte nichts dem Zufall überlassen. Das Kernspintomogramm sollte am gleichen Tag um 13:00 Uhr erfolgen. Es war 12:15 und wir saßen im Wartesaal. Ich begann zu weinen. Ich war zutiefst erschrocken. Claudio versuchte mich, so gut er nur konnte, zu beruhigen. Zeitweise gelang es ihm sogar. An ihn wandte ich mich mit tausend Fragen, die mich quälten. Schließlich wurden wir aufgerufen, wir waren an der Reihe. Mein Mann, seit einiger Zeit mein Schatten, bat den Radiologen, mit mir in die Umkleidekammer gehen zu dürfen. Er erlaubte es. Wir legten gemeinsam alle Metallteile wie Uhren etc. ab, die wir mit uns trugen. Wir verharrten schweigend. Während er mich beruhigend streichelte, fragte ich ihn, wie er so viel Anspannung gemeinsam mit meinem Gejammer aushalten könne? Er lächelte. Als wir das Kernspin betraten und ich mich auf den Tisch legte, setzte er sich so, dass er nahe bei mir war. Er versuchte, mich zu beruhigen und mich zu überzeugen, dass alles gut gehen werde. Der Tisch fuhr in die Kernspinröhre und es begann der betäubende Lärm, den die Aufnahmen dieses Gerätes begleiten. Während der Lärmpausen verharrten wir in Schweigen, jeder eingehüllt in seine eigenen Gedanken oder Gebete. Nach einer Stunde war alles vorbei. Als wir hinausgingen, traute ich mich nicht mehr, die Augen zu heben aus Furcht, etwas über das Ergebnis zu erfahren. Der Professor erwartete uns in seinem Zimmer. Er war während der gesamten Untersuchung anwesend gewesen und berichtete uns nun persönlich. Er empfing uns lächelnd. Alles sei gut verlaufen. Später erlebten wir weitere ähnliche Augenblicke der Anspannung. Tatsächlich war jede Untersuchung eine neue innere Zitterpartie.

Ich begann mich umzuschauen. Ich registrierte, dass nahe bei mir und um meine Familie herum eine Leere entstanden war. Die Freunde hatten sich verflüchtigt, ebenso die entferntere Familie und die Bekannten. Die Enttäuschung über dieses Verhalten erdrückte mich beinah. Ich fand mich in einer Art von Verlassenheit, von der ich nicht zu sagen vermochte, wie und wann sie begonnen hatte. Ich begriff, dass das Zusammenleben mit einem tumorkranken Menschen nach den ersten Augenblicken der Neugierde ermüdet und beängstigt. Krebs dauert lange und täglich dem Tod ins Auge zu blicken, ist für niemanden leicht zu ertragen. Nach einem ersten Anlauf von Solidarität, kehrte jeder zu seinem gewohnten Leben zurück. Das Leben derer, denen es gut geht, fliegt dahin, aber das Leben derer, die von einer unheilbaren Krankheit betroffen sind, scheint nicht enden zu wollen. Kranke sind langweilig, sie beklagen sich und sprechen beinah ausschließlich über ihre körperlichen Gebrechen. In meinem speziellen Fall beschränkte sich das soziale Leben auf wenige Stunden, da meine Ernährung viel Zeit in Anspruch nahm. Ich bemerkte auch, dass häufig eher die Indiskretion als die Anteilnahme die Menschen dazu brachte, mich zu besuchen. Ich hatte gelernt, dass ich sehr gut aus der Not eine Tugend machen konnte. Und so beschloss ich, lediglich mit den Menschen zu sprechen, mit denen ich mit Freuden sprechen wollte. Ich beschränkte mich also auf Gesten gegenüber denen, die mir nur aus Neugier einen Besuch abstattete. So befreite ich mich von falschem Konformismus, mitleidigen Blicken und verlogenem Lächeln. Ich war niedergeschlagen und traurig. Ich war es leid, mit der Tracheotomie zu leben, die mich zwang, einen Absauger zu benutzen, von dem ich abhängig war. Ich war es leid, dass ich beim Sprechen mit dem Finger das Tracheostoma, die Atemöffnung am Hals, verschließen musste. Ich war es leid, dass die Menschen jedes Mal, wenn ich den Mund öffnete und zu sprechen versuchte, mich anstarrten. Sie sahen mich penetrant an, um zu verstehen, was mir widerfahren war. Ich war erschöpft und es war mir peinlich, dass jedes Mal, wenn ich aß, sich auf meiner rechten Wange und Schläfe Schweiß formte und heruntertropfte.[11]

Es konnte passieren, dass ich, während ich einen Film sah, überrascht war, dass die Schauspieler sprachen, ohne das Tracheostoma zu verschließen. Nicht zuletzt war ich es satt, wie eine Minderbemittelte behandelt zu werden. Viele Personen assoziierten tatsächlich meine Sprachschwierigkeiten mit einer geistigen Behinderung. Sie versuchten dann, mit erhobener Stimme sich mit mir zu verständigen und gestikulierten heftig, um mir beim Verstehen zu helfen. Auch wenn mich anfangs dieses Verhalten zu einem Lächeln zwang, jetzt tut es das nicht mehr. Zu

Beginn erschien mir alles anders und neu, aber jetzt... jetzt nicht mehr. Die Vorstellung, dass dieses Verhalten mir gegenüber ein ganzes Leben andauern könnte, störte mich.

Glücklicherweise wurden meinem Mann von Seiten seines Arbeitgebers und seiner Kollegen eine wunderbare und beinahe brüderliche Zuwendung und Hilfsbereitschaft zuteil. Aufgrund der bestehenden Notlage war er gezwungen, seinen Vorgesetzten zu bitten, ihn an eine andere Carabinieri-Station zu versetzen, die näher an unserer Wohnung lag. So musste er alte Freunde und liebe Kollegen verlassen. Aber als er diesen Arbeitsplatz antrat, begriff er sofort, dass er von einer großen Familie aufgenommen wurde. Die neuen Arbeitskollegen waren sofort bereit, auf uns Rücksicht zu nehmen, ihre Arbeitszeiten und die Arbeitsaufteilung während der Wochenenddienstbefreiungen und an den Ferientagen an unsere Belange anzupassen. Sie zeigten eine Hilfsbereitschaft, die wir nie erwartet hätten.

Wie sehr hat mich die Krankheit verändert? Sehr. So sehr, dass ich sagen möchte, dass mein Leben jetzt vollständig neu ist, eine zweite Existenz. Nachdem sich durch meine Krankheit die Einschätzung der wirklich wichtigen Werte im Leben grundlegend veränderte, geschieht es oft, dass ich mit einem losgelösten Blick und mit einem glücklichen Lächeln, die Dinge des Lebens betrachte, die ich zu verlieren riskiert hatte. Mein Gesichtsausdruck muss auf die anderen irgendwie merkwürdig wirken, denn jedes Mal halten die Meinen inne, um mich zu fragen: „Warum schaust du mich so an?" Ich antworte nicht. Ich möchte ihnen nur sagen, dass ich sie so ansehe, weil ich ihre Anwesenheit anbete. „Ich liebe euch mit einer wahnsinnigen Liebe, weil ich so glücklich bin, dass ich immer noch hier bei euch sein darf." Das Verständnis und die Gemeinsamkeit, die nach Jahren des Zusammenlebens gewachsen und gereift sind, machten mich absolut sicher, dass mein Mann den Grund meiner bewundernden Blicke intuitiv begriff. Diese Erfahrung hat unser Zusammenleben jeden Tag aufs Neue positiv verändert. Sie hat uns sensibler im Verstehen von Gefühlen und Emotionen gemacht. Wir kosten gemeinsam die Schönheiten und Feinheiten von Augenblicken, die den meisten mit Sicherheit entgehen. Heute ist für uns das Zusammensein entscheidend.

Manchmal denke ich an die Tage zurück, an denen ich nicht bereit war, mich operieren zu lassen, als ich lieber sterben wollte, meinen Mann und meine Kinder allein lassen und mich der schönen Momente berauben wollte, die folgten und noch folgen werden. Immer unter regelmäßiger Kontrolle, damit alles gut verlief, kam im Laufe der Zeit der Wunsch auf, wieder zu arbeiten. Natürlich hatte ich keine Chance, in den Lehrberuf zurückzukehren oder im Betrieb meiner Familie zu arbeiten. Bei beiden war die sprachliche Verständigung absolute Voraussetzung. Ich fragte bei der Kreisverwaltung von Formello nach, wo ich seit meiner Kindheit lebe, um eine Beschäftigung oder eine Zeitarbeit zu erhalten. Man gab mir einen befristeten Vertrag für sechs Monate. Mein neuer Job half mir, mein Selbstbewusstsein zurückzugewinnen. Ich empfand mich wieder als nützliches Mitglied der Gesellschaft und fühlte mich endlich wieder selbstständig. Ein Großteil meiner täglichen Arbeiten bestand in diesen Aufgaben. Außerdem wollte ich mich an der Universität einschreiben. Ich begann, im Internet eine Möglichkeit zu suchen, die an meine Situation angepasst war. Ich konnte Kurse nicht direkt an einer Universität besuchen. Ich musste Kurse online belegen und natürlich sollte mich das Studium auch interessieren. Die Universität von Macerata ermöglichte mir dies zu tun und mit der Unterstützung eines Tutors erlaubten sie mir, mich zu Hause vorzubereiten. Ich musste bei den Prüfungen persönlich anwesend sein, die – so versicherte man mir – ich lediglich schriftlich ablegen müsse. Ich wählte das Fach Geschichte der Europäischen Kulturen. Im Laufe der Zeit war mein Leben zur Normalität zurückgekehrt. Doch während des Studiums begann ich von Zeit zu Zeit leichte Schmerzen rechts im Hals zu spüren. Ich sagte mir, dass das sicher durch meine Haltung beim Studieren hervorgerufen sei und schenkte ihm keine Beachtung. Ich hatte gelernt, in meinen Körper hinein zu hören, ohne mich sofort wegen jeder Kleinigkeit zu beunruhigen. Ich entschloss mich abzuwarten und auch nicht mit meinem Professor darüber zu sprechen. Aber als nach einem Monat der Schmerz nicht abgeklungen war, er sogar stärker wurde und kontinuierlich anwesend war, erwähnte ich es doch während der Kontrolluntersuchung. Mit der gewohnten Genauigkeit, die ihn auszeichnet, verschrieb er sofort ein Computertomogramm, um der Sache auf den Grund zu gehen. Ich weiß nicht warum, aber ich war ruhig und entspannt. Ich fürchtete nicht, dass etwas nicht in Ordnung sein würde. Die psychotherapeutische Behandlung schien schließlich Früchte zu tragen, denn ich fing an hoffnungsvoll zu sein. Wie immer war auch der Professor bei der Untersuchung anwesend. Als wir fertig waren und die Radiologie verließen, um zu seiner Ambulanz zu gehen, trafen wir ihn am Ausgang. Er fragte mich, wie lange ich den Schmerz bereits verspürte und er fragte nach seiner Intensität. Ich bemerkte, dass seine Augen ungewöhnlich gerötet waren. Ich schrieb dies seiner Müdigkeit zu. Merkwürdigerweise teilte er uns diesmal nicht sofort den Ausgang der Untersuchung mit. „Gebt mir ein bis zwei Tage Zeit", sagte er. Im ersten Augenblick war ich nicht besorgt; aber als nach einigen Tagen keine Nachricht von ihm vorlag, war ich doch überrascht. Das war nicht seine Art. Ich bat Claudio, ihn anzurufen. Bei dieser Gelegenheit vereinbarte er mit uns einen Termin für den folgenden Tag. Wieder hatte er nichts über das Ergebnis der Computertomographieuntersuchung gesagt. In der Klinik angekommen, mussten wir warten. Eine Zeit, die mir unendlich erschien. Es sollte ein Kollege des Professors kommen, dem er mich vorstellen wollte. Ich begann nun ernsthaft anzunehmen, dass etwas nicht in Ordnung war.

DAS REZIDIV

Als schließlich die Sekretärin des Professors uns einzutreten bat, wurden wir mit der gewohnten Liebenswürdigkeit empfangen. Wir wurden Herrn Professor S., einem ausgezeichneten Spezialisten der Chirurgie der Schädelbasis, vorgestellt. Er drückte uns herzlich die Hand. Der Professor überließ das Wort seinem Kollegen, der uns erklärte, dass ich ein Wiederauftreten des Tumors, also ein Rezidiv hätte. Diesmal wachse der Tumor entlang der Schädelbasis. Er betonte, dass man trotz der ungünstigen Lokalisation operieren könne. Ich glaubte, nicht richtig zu hören. Ich fand mich in der Situation wieder, in der ich von neuem den Tumor bekämpfen musste. Auch wenn ich bedauerlicherweise bereits an so schwere Diagnosen gewohnt war, jetzt brach eine Welt zusammen. Ich begann mich zu fragen, welche Überlebenschancen ich haben würde, welche Leiden nochmals zu ertragen waren, wie viele und welche anderen Entbehrungen mich erwarteten. Ich zog mich in mich zurück, während der Chirurg versuchte, mir den Eingriff, dem ich mich unterziehen sollte, zu erklären. Er zeigte mir anhand eines großen Atlasses alles, damit ich es besser verstehen konnte. Praktisch gesprochen: Mein halber Schädel würde eröffnet werden, um den Tumor zu entfernen, der dort gewachsen war. Ich hatte keine Möglichkeit der Wahl, weil der Tumor sehr schnell an Größe zugenommen hatte.[12] Der Eingriff sollte in einem Privatkrankenhaus in Piacenza ausgeführt werden, eines der vielen, in denen Prof. S. operierte. Die Wahl dieses Krankenhauses erfolgte unter dem Gesichtspunkt, dass die Mitarbeiter und das übrige medizinische

Personal mit derart schwierigen Eingriffen Erfahrung hatten. Ich akzeptierte, ohne mir darüber im Klaren zu sein, was ich tat.

Prof. S. verließ uns und der Professor erklärte mir, dass er wegen der Lokalisation des Tumors den Eingriff nicht selbst durchführen wolle. Er habe in dieser speziellen Region nicht genügend Erfahrung. Wie immer blieb uns nicht viel Zeit, auch wenn Prof. S. mich erst Ende Mai 2007 nach Piacenza bestellt hatte. Er sagte noch, dass er im Hinblick auf die Aggressivität des Tumors den Eingriff vorziehen wolle. Ich war bestürzt. Ich fragte mit schwacher Stimme, ob auch der Professor an der Operation teilnehmen werde. Als er mir mit einem „Ja" antwortete, lächelte ich. Die Vorstellung seiner Anwesenheit im Operationssaal machte diesen Tag weniger belastend für mich. Ich würde also noch einmal gegen dieselbe Krankheit im Abstand von drei Jahren ankämpfen müssen. Wir kehrten schweigend nach Hause zurück. In meinem Kopf jagte ein Gedanke den anderen. Ich brauchte Zeit, um diese Nachricht zu verarbeiten. Es waren die letzten Apriltage. Nach einem besonders kalten Winter brach die Zeit des aufblühenden Lebens an. Der Frühling explodierte mit all seinem Farbenreichtum. Wieder musste ich all meine Energie zusammennehmen, um diese Krankheit, die mich befallen hatte, zu überwinden.

Wir kamen zu Hause an. Meine Kinder warteten auf uns, um gemeinsam Abend zu essen. Ester fragte mich, wie die Kontrolluntersuchung verlaufen sei. Ich antwortete: „Alles gut". Ich wollte den richtigen Augenblick abwarten, um auch ihnen die traurige Nachricht mitzuteilen. Wie soll man an eine Zukunft denken, wenn das dritte Mal in fünf Jahren ein bösartiger Tumor diagnostiziert wird? Trotz allem war ich gelassen, ich hatte noch Zeit bis zum Termin und so konnte ich mich an den Gedanken gewöhnen und mich psychisch darauf einstellen. Diesmal ging ich die Operation mit mehr Zuversicht an, vielleicht weil mich der Optimismus des Professors angesteckt hatte. In der Tat rief er mich nach zwei Tagen an und sagte fröhlich: „Gute Nachrichten, wir haben den Termin vorverlegt. Wir operieren am 8. Mai." Für mich war das keine gute Nachricht. Es fehlten nur drei Tage bis zu diesem Termin. Es passierte alles viel zu schnell! Mein Haus füllte sich in der Zwischenzeit mit anteilnehmender Familie. Ich beschloss, mit meiner großen Tochter zu sprechen, bevor irgendjemand anderes dies tat. Sie hatte bereits alles geahnt. Ich versuchte daher, sie nur noch zu beruhigen. „Es wird alles gut gehen", sagte ich ihr, „wir werden das auch diesmal schaffen". Sie nickte und in diesem Augenblick betete ich von ganzem Herzen, sie nicht zu enttäuschen. Am folgenden Sonntag wollten wir nach Piacenza fahren. Am Montag sollte ich aufgenommen werden. Wir hatten beschlossen, frühzeitig loszufahren, um pünktlich dort zu sein. Ich musste mich gezwungenermaßen wieder einmal, vielleicht das letzte Mal, von meinen Töchtern verabschieden. Obwohl meine Mutter darauf bestand, mich zu begleiten, hatte ich sie gebeten, bei den Kindern zu bleiben. Ich verließ unser Haus mit dem Teil meiner Familie, der mich bis zum Auto begleitete. Mein Mann hatte bereits alles Notwendige eingeladen. Mein Vater kam wie immer mit uns. Ich wollte und durfte nicht weinen. Eilig verabschiedete ich mich von allen. Ich umarmte meine Töchter länger und stärker. Dann stieg ich ins Auto, ohne mich umzudrehen und legte mich quer auf den Rücksitz.

Wir fuhren los. Die Reise war äußerst anstrengend. Sie schien nicht enden zu wollen. Schon seit einigen Tagen hatten sich die Halsschmerzen verstärkt. Die alten, noch wachen bösen Erinnerungen stiegen wieder aus meinem Unterbewusstsein auf. Einmal las ich in einem Buch die Beschreibung, die ein Krebskranker vom Schmerz, der seine Krankheit begleitet, machte: „Er ist wie ein wildes Tier, das zubeißt und das Fleisch am lebenden Körper herausreißt." Ich glaube, dass diese Schilderung am besten und am genauesten die Wahrheit wiedergibt. Ich hatte mir ein kleines Kopfkissen mitgenommen. Ich lehnte meinen Kopf daran und biss in den Rand des Kissens, in der Hoffnung, einen befreienden Schlaf, den ich seit einigen Tagen vermisste, geschenkt zu bekommen. Meine Begleiter auf dieser Reise unterhielten sich und versuchten, mich immer wieder in ihr Gespräch einzubeziehen. Ich hatte aber keine Lust, mir oberflächliches Geschwätz anzuhören und stellte mich einfach schlafend. Zur Mittagszeit hatten wir die Hälfte der Strecke hinter uns und so beschlossen wir, an einem Autogrill Halt zu machen und zu essen. Die bekannte Übelkeit hatte wieder begonnen und seit einiger Zeit fehlte der Appetit. Trotzdem bestellte ich eine Suppe. Ich versuchte zu essen, ohne Erfolg. Um meine Familie beim Essen nicht zu stören, stand ich mit einer Entschuldigung auf und ließ sie allein. Vom Fenster des Gebäudes sah ich auf den Parkplatz draußen. Der Himmel hatte sich verdunkelt. Ein kräftiger Wind blies und bog die Wipfel der Bäume, die auf die überfüllte Piazza Schatten warfen. Ich schaute nach draußen und versuchte, das Ziel all dieser Personen zu erraten. Uns allen war die Reise auf der Autobahn, aber nicht die Endstation gemeinsam. Ein altes Paar war im Begriff, mit dem eigenen Automobil loszufahren. Ich stellte mir vor, dass sie ihren weit entfernten Sohn finden wollten. Sehr oft wird einem nicht bewusst, welches Glück es ist, normal zu sein, bis die Normalität einen verlässt.

Ihr, die Ihr sicher in Euren warmen Häusern lebt,
Ihr, die Ihr, wenn ihr am Abend nach Hause zurückkehrt,
warmes Essen und Freunde vorfindet:
fragt Euch, ob dies noch ein Mensch sei,

der im Dreck arbeitet und keinen Frieden kennt,
der wegen eines ja oder nein stirbt,
fragt Euch, ob dies eine Frau ist,
ohne Haare und ohne Namen,
ohne die Kraft sich zu erinnern,
die Augen leer und kalt der Schoss,
wie ein Frosch im Winter....
Primo Levi[13]

Ich war so weit vom normalen Leben entfernt, dass es mir vorkam, als ob ich nicht mehr zur Rasse Mensch gehören würde. Ein Fremder auf der Suche nach einem Zuhause, in Erwartung seiner Verurteilung, das war mein innerer Zustand. Wir starteten wieder in Richtung unseres Ziels. Der Navigator führte uns zu unserem Hotel, in dem wir vorbestellt hatten. Wir kamen am frühen Nachmittag an. Unser Hotel war nicht besonders schön, aber nahe an der Klinik. Wir nahmen die Zimmerschlüssel, ich legte mich aufs Bett und wartete. Ich erwartete, dass die Zeit schnell verging, aber sie schien stehen zu bleiben. Ich erwartete in einer langsamen und zehrenden Agonie, dass die Dunkelheit und dann das Licht kommen werden. Wie immer verbrachte ich die Nacht fast ohne zu schlafen, von Zweifeln gepeinigt, von Unsicherheiten, Ängsten und begleitet von einer tiefen und unentrinnbaren Traurigkeit. Am kommenden Morgen standen wir zeitig auf und begaben uns zur Klinik. Ich durchlief die üblichen Formalitäten bei der stationären Aufnahme. Sie waren bereits bekannt. Traurig befolgte ich alle Anweisungen des Laborpersonals. Ich entschuldigte mich für die Probleme, die die Blutentnahme bei mir regelmäßig verursachte. Endlich, nach einer langen Wartezeit, wurde mir ein Bett angewiesen. Dieser Tag aber sollte noch sehr lange dauern und voll von unvorhergesehenen Ereignissen sein. Man bat mich, zum Narkosearzt zu kommen.

Die Röntgenaufnahmen des Brustkorbs wurden angefertigt. Und dann kam der Besuch beim Spezialisten.

Die Wartezeit war sehr, sehr lang und zehrte an den Nerven. Ich war müde und hatte Schmerzen. Es kam die Zeit des Mittagessens. Ich beschloss, in mein Zimmer zurück zu kehren, da ich zu schwach war. Man würde mich am Nachmittag wieder aufrufen. Langsam bewegte ich mich durch die Gänge der Klinik und sah all die Poster, die die Methodik der Eingriffe zeigten, die üblicherweise bei der Chirurgie der Schädelbasis stattfanden. Die Bilder berührten mich unangenehm. In den Legenden zu den Bildern waren die möglichen Risiken erläutert. Nach einem leichten Mittagessen versuchte ich ein wenig zu schlafen. Ich wartete. Etwas später wurde ich zur Voruntersuchung zum Oberarzt gerufen. Der Arzt, dem ich mich gegenüber sah, war kein Italiener. Er hatte Gesichtszüge, die mich an die Menschen aus dem Iran erinnerten. Nach einer eiligen Begrüßung begann er meine Unterlagen durchzusehen. Ich verstand sofort, dass er Zweifel am Erfolg des bevorstehenden Eingriffs hatte. Er begann mir zu erklären, dass der Tumor den Nasenrachen befallen hatte, dass ich das Gehör rechts verlieren würde, dass der Schläfenmuskel verlagert werden müsse, um den leeren Raum nach der Tumorentfernung aufzufüllen.[14] In einem Moment des Schweigens hinein schüttelte er den Kopf und atmete tief ein. Dann stand er auf und sagte im Weggehen, dass er gleich zurückkommen werde. Meine Familie und ich waren verstummt. Ich sah sie einen Augenblick an, dann stand ich auf und ging in mein Zimmer. Ich wollte kein Wort mehr hören. Die Reise zur weit entfernten Universitätsklinik von A. hatte als Erfahrung gereicht! Mein Vater folgte mir. Ich sagte ihm, dass ich mich nicht operieren lassen werde. Er versuchte, nicht zu weinen und bat mich darum nicht aufzugeben. Mein Mann kam etwas später, begleitet von einem anderen Assistenten von Prof. S. in das Zimmer. Er erklärte mir, dass die Operation schwierig auszuführen sei, aber Prof. S. mich mit Sicherheit nicht operieren würde, wenn er nicht an einen möglichen Erfolg glauben würde. Man müsse es versuchen. Ich konnte nicht mehr. Ich wollte nur noch weg, allein sein und die ganze wütende Betroffenheit, die in mir war, herausschreien.

„LASST MICH STERBEN, WENN MEINE STUNDE GEKOMMEN SEIN SOLLTE. ABER LASST MICH MIT WÜRDE STERBEN."

Das war meine einzige, flehende Bitte in diesem Augenblick. Mit Anstand sterben, ohne das schleichende Sich-Nähern des Todes auskosten zu müssen. Claudio war verzweifelt. Er ging, um den Professor, der genau an diesem Abend ankam, vom Bahnhof abzuholen. Anstatt ihn zum Hotel zu begleiten, bat er ihn, mit mir zu sprechen. So kamen sie direkt in die Klinik. Mit seiner Anwesenheit gelang es dem Professor, mich zu beruhigen und mir wieder Mut zu geben. Er erinnerte mich daran, dass wir die Operation beschlossen hätten, da ein Erfolg möglich sei. Ich sollte einfach Vertrauen in ihn haben. Ich fühlte mich wie ein kleines launenhaftes Mädchen. Aber es ist schwierig, ein solches Schicksal zu akzeptieren. Ich sandte eine SMS an meine Psychologin, in der ich ihr vorwarf, mich in einem extrem schwierigen Moment allein gelassen zu haben. Nur mit der zeitlichen Distanz begann ich zu begreifen, welchen Schmerz dieser ungerechte Vorwurf in ihr ausgelöst haben musste. Ich war verzweifelt und war nicht mehr in der Lage, vernünftig zu denken. Schließlich schlief ich ein.

Der Tag kam. Früh am Morgen erschien die Schwester, um alles vorzubereiten. Mein Vater schlief mit mir in der Klinik. Dieser Tag war sein 69. Geburtstag. Es lag viel Spannung in der Luft. Um sie ein wenig zu mildern, bemerkte ich, nachdem ich ihm gratuliert hatte, dass dieser Geburtstag unvergesslich bleiben würde. Mein Mann war noch nicht da, als die Schwester bereits mit der Operationsbahre kam, um mich in den Operationssaal zu bringen. Ich sagte, ich würde, ohne mich von meinem Mann zu verabschieden, nicht in den Operationssaal gehen. Die Zeit verstrich und die Schwester drängte: Es werde zu spät und wir könnten nicht länger warten. Ich aber blieb fest bei meiner Entscheidung. Ich musste mich von meinem Lebensgefährten doch verabschieden. Sie verstand mich und wir warteten bis Claudio kam. Der Ablauf war der Gleiche wie immer: Ich gab ihm meinen Ehering, einen letzten Kuss, die Hand, die mich halten, mich nicht loslassen wollte, und dann…. Die Tür des Aufzugs schloss sich hinter mir. Während der nicht enden wollenden Fahrt und in der Einsamkeit, die diese so traurigen Sekunden begleiten, flogen meine Gedanken zurück zum Tag unserer Hochzeit. Ich sah ihn gespannt und zutiefst ergriffen, in seinem eleganten Anzug, wie er meine Ankunft erwartete. Plötzlich wurde mir bewusst, dass er seit jenem Tag immer an meiner Seite geblieben war. Ich fühlte mich in diesem Augenblick schuldig, dass ich ihm dafür nie gedankt hatte. Ich hatte den Wunsch zurück zu ihm, um ihm zu sagen: „DANKE, ich danke dir, dass du immer bei mir warst. Danke, dass du mich nie allein gelassen hast. Danke, dass du mir immer die Treue gehalten hast, die du mir vor dem Altar versprochen hast. Du erinnerst dich: „Ich, Claudio, nehme dich als meine Frau und schwöre dir immer treu zu sein, in Freud und Leid, in Gesundheit und Krankheit, dich zu lieben und dich zu ehren alle Tage meines Lebens."

Plötzlich fühlte ich mich unglaublich glücklich. Die rechte Hälfte meines Schädels wurde rasiert. Ich sah meine Haare auf den Boden fallen, wie fremd, gefühllos. Ich wurde auf den Operationstisch gelegt. Der Professor war bereits da und da war auch der iranische Doktor vom Vortag. Er sagte gerade dem Professor, dass seiner Meinung nach hier ein Therapieansatz mit einer gewissen Verbissenheit verfolgt würde. Der Professor antwortete, dass das Leben bis zum letzten Augenblick zu verteidigen sei, solange noch eine kleine Chance bestand. Wieder schützte er mein Dasein und mich. Er schützte mich vor dem Skeptizismus jener feigen Kollegen, die aus Angst vor dem Risiko eines persönlichen Misserfolges darauf verzichteten, Menschenleben zu retten. Sie brachen lieber den Eid des Hippokrates, den sie, bevor sie ihren Beruf ausüben durften, abgelegt hatten. Mit dem Klang seiner Worte über den Schutz des Lebens schlief ich ein.

Als ich die Augen wieder öffnete, befand ich mich bereits auf der Intensivstation. Der Professor war an meiner Seite und erklärte mir, es sei alles gut gegangen. Ich sollte einfach Vertrauen haben. Es gelang mir nicht einzuschlafen trotz der abklingenden Anästhesie. Eine Maschine kontrollierte die wichtigsten Funktionen meines Körpers, indem sie die Herzfrequenz und den Blutdruck in regelmäßigen Abständen aufzeichnete. Am nächsten Morgen wurde ich in mein Zimmer zurückgebracht. Die postoperative Phase ist meiner Erfahrung nach immer ruhig. Die Furcht, die vor dem Eingriff war, ist verflogen und in den ersten Tagen werden die Operationswunden kaum kontrolliert.[15] Vor allem aber lassen die schmerzstillenden Medikamente, die vom Anästhesisten in dieser Zeit über die Vene verabreicht werden, den bis dahin ertragenen Schmerz vergessen.[16]

Als der Professor kam, um mich das erste Mal in meinem Krankenzimmer zu besuchen, erklärte er mir, dass ich mit einer besonderen Form von Radiotherapie behandelt werden müsse, mit der so genannten Stereotaxie. Diese Behandlung sollte zusätzlich mit einer speziellen Chemotherapie kombiniert werden. Bevor damit begonnen werden könnte, müssten zunächst die Nähte entfernt werden und die Wunden vernarben. Ich verbrachte eine Woche in der Klinik. Übrigens stellte ich fest, dass ich auch eine Wunde am Bauch hatte. Man hatte Fett benötigt, um den während der Operation entstandenen Defekt am Schädel zu verkleinern. Der Eingriff war äußerst invasiv gewesen. Glücklicherweise reagierte mein Körper ausgezeichnet und unterstützte so die therapeutischen Maßnahmen. Der Verlust des Gehörs auf der rechten Seite bereitete mir erhebliche Schwierigkeiten. Ich hörte unaufhörlich den pochenden Puls der Gefäße im Inneren meines Kopfes. Ich hatte ernsthafte Probleme bei der Orientierung, woher die Töne kamen und, wenn ich zu schnell aus dem Bett aufstand, trat Schwindel auf, der mich zwang, mich wieder hinzulegen. Nur so konnte ich vermeiden hinzufallen. Wie immer halfen mir meine Zähigkeit und Hartnäckigkeit, die neuen Störungen zu ertragen, die sich zu denen von vor drei Jahren dazugesellten.

Ich wurde an einem Sonntag entlassen. Wir fuhren sofort nach Hause. Ich bat Claudio, meine Kinder auf mein verändertes Äußeres vorzubereiten. Mein Kopf war rasiert und zur Hälfte verbunden. Ich trug eine Nährsonde. Die Gesichtsasymmetrie, die durch die Voroperation bereits bestand, wurde durch eine rechtseitige Gesichtslähmung, die Schwellung der rechten Gesichtshälfte und durch die Schläfenmuskelplastik verstärkt. Sie entstellten mich sehr.[17] Man konnte mich nicht mehr erkennen. Und dennoch gab es bei meiner Heimkehr eine Episode, die mich sehr berührte und die ich nie vergessen werde. Da ich fürchtete, dass auch unser Hund sich von meinem Aussehen täuschen lassen und dass er mich nicht wieder erkennen würde, stieg ich sehr vorsichtig aus dem Auto aus. Aber er – wie Argus bei Odysseus – sprang mir Schwanz wedelnd entgegen und an mir hoch und hörte nicht auf, mich überall abzulecken. Als meine Töchter mich sahen, blieben sie einen Augenblick lang stumm. Nach einem ersten Moment der Erstarrung und Betroffenheit umarmten wir uns lange und intensiv. Es war uns unmöglich, von einander zu lassen, uns zu trennen. Nach Hause zurückzukehren war für mich eine ungeheure Freude, obwohl es mir bewusst war, dass ich noch einen langen mühevollen und quälenden Weg gehen sollte. Meiner Familie gelang es, all diese Beschwernisse und Sorgen in diesem Augenblick von mir zu nehmen. Ich verbrachte die folgenden Tage in der Fülle der menschlichen Wärme meiner Familie. Trotz des „Nährsondenrüssels" in meiner Nase, nahm ich an allen Mittagessen und Abendessen teil, allein um keinen dieser wertvollen Augenblicke in ihrer geliebten Gegenwart zu versäumen. Ohne die Spiele des Schicksals zu erahnen, hatten wir im März den Vertrag für unser Ferienhaus am Meer erneuert, in dem wir seit drei Jahren im Monat Juni unsere Ferien verbrachten. Da der Zeitpunkt der Abreise in die Ferien nahte, verwendeten wir die verbliebene Zeit mit den notwendigen Vorbereitungen. In Begleitung des Professors besuchte ich den Radiotherapeuten und den Onkologen, die die weiteren notwendigen Behandlungen in der einzigen Klinik Roms, die über die entsprechenden Geräte verfügte, durchführen sollten. Die Therapie musste in Kürze beginnen: Zweimal die Woche Strahlenbehandlung und alle 20 Tage die Chemotherapie. Ich war bereit dazu. Meine Töchter wären dann bereits ans Meer gereist. Ich würde nötigenfalls zwischen Stadt und Meer pendeln. Alles sollte in vollkommener Normalität ablaufen. Dieses Ziel erreichten wir nicht ganz. Die Strahlenbehandlung war noch einigermaßen erträglich, aber die Chemotherapie zwang mich in die Knie. Das hatte nichts mehr mit den vorangegangenen Behandlungssitzungen zu tun, die ich gewohnt war.

Wir fuhren in unserer Ferienstimmung zusammen ans Meer. Im

Einverständnis mit Claudio hatten wir den Ferienanfang der Kinder vorverlegt. Ich wollte sie vor dem Beginn meiner Behandlung ein wenig für mich genießen. Wie immer empfing uns unser Haus in Tarquinia mit seiner familiären Atmosphäre. Wir kannten in ihm jeden Winkel: Der Empfang mit der Kochnische, die uns den Blick durch die Arkaden öffnete; der erste Stock mit den Schlafzimmern und der hintere Teil, in dem wir die Fahrräder unterstellten. Wir verbrachten hier eine ruhige und fröhliche Woche. Bei den langen Spazierfahrten mit dem Rad am Meer gelang es mir, mich zu entspannen. Der Duft des Salzes vermischte sich mit dem Harz der Pinien und berauschte mich. Das Meer erfüllte mich fortlaufend mit Glück, obwohl ich mich mit der Bewunderung seiner Schönheit aus der Ferne zufrieden geben musste. Mein natürliches bevorzugtes Element war immer das Wasser gewesen. Tauchend und schwimmend fand ich hier immer mein ureigenes Wohlbefinden. Auf Grund der Tracheotomie musste ich auf dieses unbestrittene Vergnügen verzichten. Ein Entzug, mit dem ich mich bis heute nicht abfinden kann.

Als wir gerade anfingen, diese entspannte Atmosphäre zu genießen, die dieser Ort uns immer wieder neu schenkte, erreichte uns der Anruf des Onkologen, um uns mitzuteilen, dass wir am darauf folgenden Tag zur Therapie in die Klinik kommen sollten. Er erklärte uns, dass mit der ersten stereotaktischen Behandlung eine Chemotherapie verbunden sei. Außerdem sei eine stationäre Aufnahme für eine Nacht geplant, um die Reaktionen des Körpers unmittelbar während und nach der Behandlung zu kontrollieren und aufzuzeichnen. Wir arrangierten den Aufenthalt meiner Töchter am Meer, sodass sie dank der Hilfe meiner Mutter dort bleiben konnten. Am folgenden Morgen fuhren wir in die Klinik: Claudio, mein Vater und ich. Ich wusste nicht, wie und was behandelt wurde. Die Erklärungen des Onkologen mach-

ten deutlich, dass es sich um eine sehr aggressive Chemotherapie handelte. Ich erschrak. Ich wurde in ein Zimmer gebracht.
Die Stationsschwester der onkologischen Abteilung suchte mich
auf. Sie begann sofort mit der Chemotherapie. Die Flüssigkeit
der Infusionslösung tropfte langsam in meine Vene. Es kam mir
vor wie ein Heer aus ganz kleinen außerirdischen Männchen,
die langsam aus der medikamenthaltigen Infusionslösung her-
auskrabbelten, in meinen Körper hinein, den Tumor umzingel-
ten, ihn Schlag auf Schlag durchlöcherten, zerstückelten und
niederrissen. Die Infusion dauerte mehrere Stunden. Zuerst wurde der Körper mit Flüssigkeit aufgefüllt, dann folgte vorsorglich
der Antibiotikaschutz und erst ganz am Schluss wurde die ei-
gentliche Chemotherapie gegeben. Man erklärte mir, dass die
Notwendigkeit der Flüssigkeitszufuhr daher rühre, dass die Behandlung zu einem Nierenversagen führen könne, wenn das
Medikament zu lange im Körper verweilen würde. Man müsse es heraus spülen. Erst am späten Nachmittag entfernte die
Schwester die Infusion und man brachte mich in das Souterrain
der Klinik zur Bestrahlung. Ich war ruhig und entspannt. Die Medikamente verursachten keinerlei Beschwerden. Und so dachte
ich wieder einmal, dass meine kräftige Konstitution mir geholfen hätte, die Nebenwirkungen leichter zu ertragen. Natürlich
täuschte ich mich gründlich und das sollte ich sehr bald merken.
Während der darauf folgenden Nacht begann eine starke Übelkeit. Ich verbrachte viel Zeit im Bad, ohne dass es half oder mich
erleichterte. Ein Gerät wurde an meinem Gürtel befestigt und
mit meinem Gefäßsystem verbunden. Es übernahm die Aufgabe, die notwendigen Medikamente kontinuierlich in den darauf
folgenden fünf Tagen meinem Körper zuzuführen. Während der
Medikamentenverabreichung gab dieses Gerät ein merkwürdiges Rauschen von sich, das ich bis heute nicht vergessen kann.
Obwohl es mir erklärt worden war, dass die Therapie mit den

schwersten Nebenwirkungen diejenige sei, die ich in der Klinik erhielt, assoziierte mein Gehirn das Übelsein ausschließlich mit dem Rauschen des Gerätes. Am folgenden Tag konnte ich die Klinik verlassen. Vor der Entlassung wurde mir ein Port unter die Haut gepflanzt, um die nächsten chemotherapeutischen Behandlungen zu erleichtern. Das stellte sich als gute Entscheidung heraus, denn meine Venen wurden immer schwerer zugänglich. Sie waren unter der Haut kaum noch sichtbar oder tastbar. Wir kehrten ans Meer zurück, doch ich verbrachte den Rest der Woche im Haus. Ich hatte starke Kopfschmerzen, fühlte mich schwach und müde. Außerdem bestand kontinuierlich Übelkeit, vollkommene Appetitlosigkeit, jede Lust zu trinken war vergangen und darüber hinaus hatte ich einen widerlichen Geschmack im Mund, den ich auch heute noch manchmal verspüre. Ich verbrachte den Monat Juni pendelnd zwischen Rom und Tarquinia. Doch nach der zweiten Chemotherapie war ich nicht mehr in der Lage, ans Meer zurückzukehren.

Es war unmenschlich.

Die Therapie schwächte meine bereits stark mitgenommene körperliche Verfassung weiter. Der Körper reagierte auf die Impulse des Gehirns nicht mehr. Deswegen konnte er, auch wenn ich ihn aufforderte, sich zu bewegen oder das Bett zu verlassen, mir nicht folgen. Er reagierte nicht mehr. Die Behandlung dauerte sechs Monate. Entsprechend dem Therapieplan des Onkologen wurde eine Behandlung alle 20/28 Tage durchgeführt. Mit der Zeit lernte ich all die verschiedenen Begleiteffekte kennen, die ich unmittelbar nach der Behandlung erdulden musste. Ich wusste, dass ich mich in den Tagen direkt nach der Behandlung miserabel fühlte: Erbrechen, Mattigkeit, Übelkeit, Appetitlosigkeit, angewidert von allen Flüssigkeiten. Dieser Zustand begleitete mich jedes Mal in den folgenden sieben bis acht Tagen.

Da ich riskierte auszutrocknen und deswegen Flüssigkeit zugeführt werden musste, um die Medikamente rasch aus dem Körper herauszuspülen und eine Schädigung der Nieren zu vermeiden, versuchte ich mein Gehirn zu überlisten. Ich nahm die verschiedensten Getränke aller Geschmacksrichtungen zu mir: Säfte aller Art, kohlensäurehaltige Getränke, frisch ausgepresste Fruchtsäfte, schließlich sogar Bier. Für mich als Antialkoholikerin rief dies ein leichtes Gefühl des Beschwipstseins hervor. Doch den größten Teil der Flüssigkeiten musste ich nach wie vor über die intravenösen Infusionen zu mir nehmen. Glücklicherweise erleichterte der Port diese Zufuhr. Ich hatte gelernt damit umzugehen und konnte die Infusionen selbstständig ausführen. Jene Tage waren unendlich langweilig.

Die Zeit, die ich damit zu Hause verbrachte, ohne mich auf irgendetwas konzentrieren zu können, ohne – ich sage nicht ein Buch – aber nicht einmal eine Zeitung lesen zu können, schien nicht enden zu wollen. Zur Langeweile gesellte sich die Wut darüber, dass ich meine Freiheitsliebe, ja das Bedürfnis auszugehen immerzu unterdrücken musste. Ich war gezwungen, meine Zeit in Untätigkeit zu vergeuden, was mich mehr belastete als das Sich-Schlecht-Fühlen und die Übelkeit. Natürlich half diesen Zustand zu ertragen das Wissen, dass es sich um etwas Vorübergehendes handelte. Ich vertrieb mir die Zeit damit, dass ich mich mit Handarbeit beschäftigte: Ich nähte, machte Entwürfe, spielte Karten oder Monopoly mit meinen Töchtern und schließlich begann ich wieder zu stricken, was ich seit meiner Mädchenzeit nicht mehr getan hatte. Die Haare fingen an mir auszufallen. Ich war darauf nicht vorbereitet. Zudem konnte ich nicht ertragen, dass ich mich jeden Morgen mehr einer totalen Glatze näherte. Ich bat Claudio, alle restlichen Haare abzurasieren. Um auszugehen kauften wir eine Perücke. Und dann kam es wie ein Wunder. Alles vergeht. Ich nahm meine kleinen Liebhabereien, die ich während dieser langen Periode der Krankheit vergessen hatte, wieder auf. Eroberte mir meine Selbstständigkeit wieder zurück. Ich bestimmte wieder mein eigenes Leben. Eines Morgens während des Frühstücks erzählte mir Claudio eine Geschichte, die sich während der vergangenen Nacht abgespielt hatte. „Du warst im Schlaf", sagte er, „und dann – unglaublicher Weise – hast du das Tracheostoma mit dem Finger verschlossen und begannst im Schlaf zu reden. Ich habe nicht genau verstanden, was du gesagt hast. Du hast mich tief bewegt."

Wir sahen uns in die Augen.

Ich konnte wieder träumen.

Anmerkungen

[1] Andersen, Hans Christian, „Die kleine Meerjungfrau", in: ders., Märchen, aus dem Dänischen von Albrecht Leonhardt, Weinheim Basel 20072, 208.

[2] Im Fall von Verschlucken (Aspiration in die Luftröhre) muss die Trachea mit einer blockbaren Kanüle abgedichtet werden. Damit wird das Sprechen in der Regel unmöglich.

[3] Eine logopädische Behandlung oder ein gezieltes Schlucktraining unterstützt entscheidend die Wiederherstellung der Funktion.

[4] Im ersten Eingriff war das gesamte Weichteilgewebe des rechten Halses bis auf die Wirbelsäule reseziert worden. Der obere Teil der Luftröhre und der Kehlkopf mit der faustgroßen Metastase rechts wurden entfernt. Damit wurden die rechte Halsschlagader, der Vagusnerv, die Vena jugularis sowie die Halsweichteile bis in Höhe des Abgangs der A. temporalis nahe der Schädelbasis und die Halsmuskulatur vor der Wirbelsäule einschließlich des N. sympaticus herausgenommen. Die Folgeschäden bestehen in einer Störung der Schlund- und Speiseröhrenfunktion (Lähmung des N. vagus rechts und des N. glossopharyngeus rechts) sowie der Zungenfunktion (einseitige N. lingualis- und N. hypoglossus-Lähmung).

[5] Die Dottoressa, an die sich Frau Montani in ihrem Brief auch wendet, ist zu diesem Zeitpunkt Chirurgin und Mitarbeiterin am E. Hospital.

[6] In Italien haben alle Bürgerinnen und Bürger eine unentgeltliche staatliche Krankenversicherung. Daher bestehen im öffentlichen Gesundheitswesen mehr oder weniger lange Wartezeiten bei der Versorgung durch Spezialisten in den öffentlichen Kranken-

häusern, die allerdings von Region zu Region stark variieren können. Unter ungünstigen Bedingungen werden für Patienten mit bösartigen Tumoren die Wartezeiten unzumutbar. Für Frau Montani reicht dieses Standardangebot nicht mehr. Um Wartezeiten im Hinblick auf das voranschreitende Tumorwachstum abzukürzen und Untersuchungs- oder Behandlungstermine zu beschleunigen, um Experten zu konsultieren oder in hochspezialisierte Einrichtungen aufgenommen zu werden, muss Frau Montani als Privatpatientin auftreten und beträchtliche Kosten auf sich nehmen. Dank der finanziellen Unterstützung der Familie konnte sie bisher die Kosten tragen. Ihre Bedenken und ihr Abwägen angesichts der noch bevorstehenden Kosten für rekonstruktive Eingriffe sind nachvollziehbar.

[7]Das obere Ende der Luftröhre wurde bei der totalen Laryngektomie nach vorne an die äußere Halshaut genäht. Zur Rekonstruktion muss dieses Ende von der Halshaut befreit und die Luftröhre wieder in ihre normale Position zurückgebracht werden. Die chirurgische Aufhängung der Luftröhre an den suprahyoidalen Strukturen (Zungenbein und suprahyoidale Muskulatur) ermöglicht wieder die Aufwärts- Vorwärtsbewegung des oberen Trachealendes. Damit wird der Weg zur Speiseröhre während des Schluckaktes aktiv geöffnet. Wegen der Vagusparalyse ist bei gleichzeitiger Rekonstruktion eines Teiles der Kehlkopffunktion diese Aufhängung zur Vermeidung von Aspiration essentiell. Der Schutz vor Aspiration und die Sprachfunktion werden bei dieser Kehlkopfrekonstruktion auf folgende Weise erreicht: Der elastische Ohrmuschelknorpel wird als umgekehrter Kehldeckel frei transplantiert und an den Ort des Stellknorpels gebracht; die Sehne des Musculus plantaris longus hängt diese Rekonstruktion an den suprahyoidalen Strukturen auf. Dadurch werden die Stimmbänder vergleichbar einer Cricoarytenoiden-

Einheit ersetzt.

[8] Siehe Fußnote 6.

[9] Die durch die Operationen zerstörten Funktionen des rechten N. vagus, N. hypoglossus, N. lingualis, N. glossopharyngeus erschweren die Artikulation und Aussprache insbesondere der palatalen und lingualen Konsonanten.

[10] Das Riechvermögen hängt vom Luftstrom, der an der Riechregion vorbei streicht, ab. Bei der totalen Laryngektomie wird der Atemweg zur Lunge definitiv unterbrochen. Die zur Stimmrehabilitation zwischen Luftröhre und Speiseweg eingesetzten Shuntventile lassen kein Einatmen zu und reduzieren oder unterbinden damit die Möglichkeit zu riechen.

[11] Typisches Phänomen der Hautsekretion nach Operationen an der Ohrspeicheldrüse (Frey'sches Phänomen).

[12] Drei Monate zuvor zeigte das Kernspintomogramm kein Tumorwachstum. Jetzt war der Durchmesser der Metastase auf 3,5 cm angewachsen.

[13] Levi, Primo: Se questo è un uomo? Torino (DeSilva), 1947. Aus dem Italienischen von I. F. Herrmann übersetzt.

[14] Der Tumor war hinter dem aufsteigenden Unterkieferast an der Schädelbasis rechts bis zum rechten Nasopharynx vorgewachsen, so dass die gesamte rechte Otobasis mit Gehörgang, Mittel- und Innenohr entfernt werden musste. Selbst nach einer Rekonstruktion mit Schläfenmuskel ist dieser Eingriff entstellend.

[15] Der Verband wird in der Regel in den ersten drei Tagen nicht gewechselt.

[16] Die Analgetika bewirken, dass sowohl die postoperativen Schmerzen als auch die Schmerzerinnerung reduziert werden.

[17]Entfernung des Felsenbeins mit der rechten Schädelbasismuskulatur. Gesichtsnervenlähmung; Defektfüllung durch Bauchfett und Plastik des Musculus temporalis. Dies führt über die bereits bestehenden Defektheilungen von den Voroperationen zu einer weiteren Entstellung der rechten Schläfen- und Gesichtsregion.

NACHWORT

Ästhetik des Krankseins

M. Gadebusch Bondio und I. F. Herrmann

Nachwort

An der Grenze

Es sind inzwischen zwölf Jahre vergangen. Maria Cristina Montani lebt.

Ihre Geschichte ist ein Zeugnis der Ereignisse, die einander in willkürlicher Geschwindigkeit folgen, und ein Beweis ihres Kampfes um das Leben. Erlebtes und Gefühltes werden in dem Ausnahmezustand, in dem die Hoffnung wankt, festgehalten. Der Leser begleitet die Patientin und betritt mit ihr und ihrem Mann medizinische Einrichtungen, universitäre, staatliche und private, in der italienischen Hauptstadt und in anderen Städten wie Mailand, l'Aquila, Paris, Piacenza und immer wieder Rom. Es sind Orte, die irgendwo in der Welt sein könnten und an denen sich immer neue Kampfszenarien abspielen. Verängstigt und geschwächt, aber in ihrer selbstbestimmenden Haltung stets gestützt durch ihre Familie, geht Frau Montani unter dem Zeitdruck des voranschreitenden und aggressiven Tumors auf die Suche nach Hilfe, nach Ärzten, die ihr Wahrheit mit nur ein wenig Hoffnung schenken könnten.

Die Wege auf der Landkarte dieser und ähnlicher Krankheitsgeschichten sind mit Enttäuschungen, Verzweiflung, Wut, Resignation bis hin zur Verweigerung oder zu Fluchtversuchen gepflastert und gleichzeitig durch das Klammern an jeden erdenklichen Hoffnungsschimmer gekennzeichnet. Steigende Desorientierung im Angesicht der zunehmenden Lebensgefahr bewirkt bei Frau Montani einen Zustand des permanenten Alert-Seins. Es ist die Mischung aus höchster Aufmerksamkeit und Spannung, die der Verletzbarkeit und Sorge entspringt. Die Suche nach zuverlässigen ärztlichen Gesprächspartnern, die zu Transparenz und Logik aber auch Mitgefühl fähig sind, und ihr in der Verwirrung, die Grundlage für sinnvolle Entscheidungen verschaffen, grün-

75

det auf dem unbeugsamen Willen, das gefährdete Leben in die eigenen Hände zu nehmen. Frau Montani muss und will ihre Entscheidungen treffen. Dafür braucht sie Informationen und Ehrlichkeit, Aussichten und Alternativen. Dies erweist sich als ein zusätzlicher Kampf, in dem – wie sie an mehreren Stellen ihrer Erzählung bemerkt – die kleinsten Zeichen zu lebensrettenden Signalen gedeutet werden. Durch die Fühler ihrer immer größer werdenden Sorge geleitet, agiert und reagiert sie auf sich widersprechende Aussagen, auf nachlässige Bemerkungen, auf Lügen, Unklarheit oder hoffnungszerstörende Meinungen. Sie wagt es, der Autorität angesehener Spezialisten nicht zu vertrauen. Eine Wende im Rennen gegen die verrinnende Zeit und das Tumorwachstum ergibt sich erst dank des als ehrlich empfundenen, weil realistisch angelegten Hilfsangebotes. Mit der Wiedergewinnung des Vertrauens entsteht die Möglichkeit von gemeinsam durchdachten und getroffenen Entscheidungen. Dieses Sich-in-guten-Händen-fühlen ist die Quelle der Zuversicht, aus der Frau Montani schöpfen kann, nachdem sie aufgegeben wurde. Es ist ihr Sieg, denn dafür musste sie suchen, sich wehren und durchsetzen.

Die Erzählerin ihrer eigenen Geschichte offenbart die Sicht einer lebensbedrohten und lebensliebenden Frau. Eine Frau, die Vertrauensbrüche erlebt und durch ihre von Tag zu Tag zunehmende Verletzbarkeit mit erhöhter Sensibilität auf die Worte, Blicke und Zeichen der anderen, an allererster Stelle der Ärzte, aber auch der Mitmenschen reagiert.

Von der anderen Seite betrachtet

> *Illness is the night-side of life, a more onerous citizenship, in the kingdom of the well and in the kingdom of the sick. Although we all prefer to use only the good passport, sooner or later each of us is obliged, at least for a spell, to identify ourselves as citizens of that other place.*[18]

Medizin hat eine literarische Textur. Sie zu erkennen und zu nutzen bedeutet den Zusammenhang zwischen Krank- und Gesundsein, Identität und Sprache, Deutung und Bedeutung, Zerstörung und Rekonstruktion wahrzunehmen, es bedeutet auch die Dimensionen von Zeit und Raum, die der Kranke aus seinem kulturellen Kontext erlebt, in die Krankheitserfahrung einzuschließen; es bedeutet sich als Arzt wie ein geladener Gast zu verstehen, der sich die Zeit nimmt, den Kranken ruhig zuzuhören.

Krebserkrankung ist eine Grenzerfahrung, ein Einschnitt in das Leben, der wie eine tiefe Wunde bestenfalls vernarbt. Selbst an Krebs erkrankt, beschreibt Susan Sontag (1933-2004) in ihrem Buch *Krankheit als Metapher*, die existentielle Tragweite der Krankheit. Das Leben bestehe aus zwei Staatsangehörigkeiten, eine im Land der Gesunden und eine im Land der Kranken, die jedem in die Wiege gelegt seien. In der Regel würden die Menschen im Land der Gesunden geboren. Die zwei Staatsbürgerschaften seien unterschiedlicher Natur und hätten einen unterschiedlichen Wert. Aber im Land der Kranken, der Nachtseite des Lebens, würde keiner gern verweilen, geschweige denn sich dort als Bürger ausweisen wollen!

---

[18]   Sontag, Susan, *Illness as Metaphor*, New York 1978.

Die Fragen, die sich mit Blick auf Frau Montani stellen, sind, ob die Metapher der zwei Staaten sich eignet, die Lage wiederzugeben, in der der Krebserkrankte sich tatsächlich befindet und ob die Erzählung vom Kranksein, deren Autor die Betroffene ist, eine Entschärfung der Grenze zwischen diesen beiden vermeintlichen Welten bewirken kann. Damit ist auch die Frage verbunden, ob wir als Außenstehende durch die Erzählung an diese Grenze gelangen und die Perspektive der Betroffenen einnehmen können. Die autobiographischen Zeilen von Frau Montani bieten Antworten auf diese Fragen.

Wenn die Mitteilung der Karzinomdiagnose die Befürchtung in Gewissheit verwandelt, gibt es keinen Weg zurück. Dem Unerfahrenen und Hilflosen wird die Wahl des geringsten therapeutischen Übels in einem neuen Zustand der Abhängigkeit von Anderen auferlegt. Nachdenken über die Konsequenzen des therapiebedingten Schadens und seine Implikationen sind die unausweichliche Folge.

Ein wissender Patient richtet sich in der Regel in der durch seine Krankheit veränderten Wahrnehmung der Welt ein und justiert seinen Lebenskompass neu. Es muss schnell gelernt werden, als kranker Mensch ‚irgendwie' zwischen Gesunden zu funktionieren und weiter für sich selbst zu sorgen. Eine schwierige, neue Leistung, denn die zunehmende Schwere der Erkrankung modifiziert die Wahrnehmungen und die existenziellen Einstellungen eines bis dahin gesunden Menschen.

In der Erzählung verdichtet sich die Erfahrung des Krankseins. Wenn die Grenzerfahrung aussprechbar und erlebbar wird, „verschmilzt" die Krankheit mit dem Menschen in einer Welt, die „die Gesamtheit der Symptome ist".[19]

---

[19]   Deleuze, Gilles, *Kritik und Klinik*, Frankfurt am Main 2000, 14.

Eine Grenzsituation ist eine, die das Subjekt nicht ändern kann. Sie zwingt den Menschen, Begrenztheiten zu erfahren, die zu den Bedingungen seiner Freiheit und zum Grund seines Handelns werden.[20] Frau Montanis Geschichte ist ein Beispiel für die Grenzerfahrung wie Karl Jaspers sie definiert hat: als eine Situation von überwältigender Macht, in der man dem Schicksal unterworfen ist, in der man kämpfen, leiden oder sterben muss.[21] Zum Erleben einer Grenzsituation gehört auch das Mitteilen und Erzählenwollen. Diese existenzphilosophischen Überlegungen helfen, sich einer radikalen Erfahrung, wie die einer schweren, lebensbedrohenden Krankheit zu nähern. Bei Frau Montani scheint die Krankheit die Intensität der Wahrnehmung des eigenen Körpers und der Außenwelt zu steigern. Ihre Gedanken geben das wieder, was der Schwerkranke erspürt, erspäht, „erriecht" und erlauscht. Sie deuten an, wie sich das Leben anfühlt, wenn man krank ist und lassen erahnen, was sich der Vorstellung eines Gesunden – auch des Arztes – entzieht. In ihrem Bericht beschränken sich solche Aussagen auf wenige Zwischenbemerkungen. Die Gründe mögen darin liegen, dass Sinneswahrnehmungen der intimen Sphäre des „Gefühlten" angehören und sich schwer in Worte fassen lassen.

Es müssen aber die passenden Worte gefunden werden, um das Fremde und Unbekannte, am eigenen Leib Erfahrene zu äußern. Der Verlust von Selbstverständlichkeiten, wie die normale Funktion der Schluck- und Sprechorgane, oder der Verlust der Kontrolle über sich selbst in den Phasen, in denen der metastasierende Tumor oder die Chemo- und Radiotherapie überwältigende Störungen und Schmerzen hervorrufen, erfordern Kraft, um bewusst gemacht und in Schrift gefasst zu werden. Das Leiden wird wie-

---

20   Arendt, Hannah, *Was ist Existenzphilosophie?*, Frankfurt 1990, 46-47.
21   Jaspers, Karl, *Philosophie*, Bd. I, München 1994, 56.

derholt, noch einmal durchlebt.

Zeit-Räume

Das Wort „Patient" leitet sich von *patiens*, duldend, leidend und von dem Substantiv *patientia*, Geduld, her.[22] Patienten müssen warten. Sie warten auf einen Termin, sie warten bei der Aufnahme und auf die behandelnden Ärzte. Im Warten läuft die Zeit langsamer. Die Sorge vor bevorstehenden Entscheidungen wächst. Es ist eine Zeit der leise gestellten Fragen, des Hineinhörens, der ängstlichen Spannung und Erwartung. Diese Zeit des Um-Sich-Besorgt-Seins dehnt sich hinein in die äußeren Räume des Wartens: Durchgangsräume, Warteräume, haltlose Räume.

Wartezimmer in Krankenhäusern und in ärztlichen Praxen sind Räume, in denen Geduld verlangt, gelernt und geübt wird. Räume des Wartens können derart gestaltet werden, dass sie wie „Non-Orte" wirken. Vor allem wenn sie unpersönlich und lediglich funktional ausgestattet sind, wird das Warten zur Qual. Mehr oder weniger bequeme Stühle, schlechte Beleuchtung, keine Möglichkeiten, sich vor den Blicken der anderen Wartenden zu schützen oder sich in eine Lektüre, in ein Gespräch zurückzuziehen, sind beredte Zeugen hierfür.

Wie werden diese Räume vom Patienten wahrgenommen? Wie wirkt die Atmosphäre eines Wartezimmers oder eines Korridors, in dem Stühle nebeneinander, „mitten im klinischen Verkehr" stehen und die Patienten aneinander gereiht zu warten haben? Wie kann man den Blicken der gegenüber sitzen-

---

[22] *Patiens* stammt von *pati* = erleiden, leiden, dulden, erdulden, über sich ergehen lassen. Siehe „Patient" s.v. in: Kluge, Friedrich, *Ethymologisches Wörterbuch der deutschen Sprache*, bearb. Elmar Seebold, Berlin, New York 2002, 686.

den Menschen und deren gefühlten Gedanken entgehen? Wer von seiner Krankheit sichtbar gezeichnet ist, wird beobachtet und bedarf des Schutzes. Schmerzen sind für ihn lästige, schwer zu ertragende, ja „peinliche" Begleiter. Ein Warteraum ist ein „schamloser" Ort, in dem in der Regel keine Möglichkeit des Sich-Zurückziehens besteht. Das erzwungene Zusammensein kann als schwierig empfunden werden. Nicht erwünschte Konversationen oder auch bedrückendes Schweigen belasten den Schwerkranken.

In der Zeitlupe des Wartens verweilt der Blick von Frau Montani auf Gegenständen der Einrichtung: „Langsam bewegte ich mich durch die Gänge der Klinik und sah all die Poster, die die Methodik der Eingriffe zeigten". Diese Bilder mit den aufklärenden Legenden, in denen auf mögliche Risiken hingewiesen wird, beunruhigen sie zutiefst.

Frau Montani bemerkt, wie die als sehr lang empfundene Wartezeit „an den Nerven zehrt". Müdigkeit und Schmerzen schwächen sie. Es sind Situationen, in denen sie das Warten aufgibt.

Zu den Räumen, die einen besonderen Einfluss auf den Zustand von schwerkranken Patienten haben, gehören auch die, in denen regelmäßig Kontrolluntersuchungen oder Therapien stattfinden. Bildgebende Diagnostik (Kernspintomographie, Computertomographie, PET) und Radiotherapie finden in hoch technisierten Bereichen statt, in denen bemerkenswerte Apparate den Raum dominieren. Schwere Türen mit Warnsymbolen markieren die Grenzen zwischen Sicherheitszonen und Außenwelt. Schon das Betreten dieser unheimlichen, oft unterirdischen Welt kann für den Kranken bedrückend sein, denn dort dürfen sich nur diejenigen, die an ähnlichen Krankheiten leiden und das medizintechnische Personal aufhalten. Für Patienten ereignen sich hier regelmäßige, beinahe rituelle Vorgänge, in denen das gut instruierte Personal sich mit der Positionierung und Fixierung des Körpers und insbesondere der betroffenen Regionen befasst, bevor es den Raum verlässt. Die Geräuschkulisse beginnt plötzlich, steigt dann unerwartet sprunghaft während der Untersuchung, die in disziplinierter Immobilität zu ertragen ist. Es gibt keinen Ausweg, keinen Fluchtweg und die Angst vor dem Untersuchungsergebnis schwelt und steigt. Die Möglichkeit, eine Alarmtaste zu drücken, stellt die einzige übrig gebliebene Verbindung mit der Außenwelt dar.

Inzwischen hat sich bei der Gestaltung dieser Sicherheitsbereiche gezeigt, dass eine patientenfreundlichere Atmosphäre denkbar und machbar ist. Die Zugangswege und Aufenthaltsbereiche z. B. zum Heidelberger Ionenstrahl-Therapiezentrum (im November 2009 eröffnet), einem hochpräzisen Bestrahlungssystem der neuesten Generation sind ungewöhnlich hell und bieten dank der großen Glaswände, die ins Grüne schauen, einen freundlichen, beruhigenden Blick in die Natur. Helles Holz und Pflanzen kennzeichnen die großzügigen Aufenthaltsräume. Sie sind ein gelungenes Beispiel für durchdachte Innengestaltung eines in der Regel „abgeschottet" wirkenden Bereiches der Klinik. Natürlich ist auch hier unser Blick der Blick von gesunden, interessierten Besuchern, die sich darauf beschränken, ihren Eindruck beim Beobachten der wenigen wartenden Patienten wiederzugeben – eine Mutter mit ihren drei Kindern, die sie bei den Strahltherapien begleiten und spielen; und dann ein Patient, der auf das SPIN vorbereitet wird. Sein Kopf, in dem ein bösartiger Tumor wächst und behandelt werden soll, wird bis zur Unkenntlichkeit in eine Schale gepackt und in einer auf Bruchteile eines Millimeters justierte Form fixiert: ein einsames, bewegungsloses Gefangensein auf Zeit im Bewusstsein des aggressiven Hirntumors. Nur die Ärztin und eine technische Assistentin halten, nachdem alle den Raum verlassen haben, den Kontakt, durch ein Glasfenster getrennt und über einen Lautsprecher verbunden. Es wäre wünschenswert, wenn in Zukunft bei der Gestaltung solcher Räume auch die Sicht der Patienten berücksichtigt wird. Studien mit Befragungen von Betroffenen könnten uns ermöglichen, realen Bedürfnissen entgegen zu kommen. Doch manchmal reicht es, wenn der Patient, solange es möglich ist, einfach nicht allein gelassen wird.

Frau Montani beschreibt an einer Stelle, wie das Kernspintomographiegerät in seiner Enge und mit dem plötzlich einsetzenden und andauernden Lärm sie belastet. Sie empfindet es als eine große Erleichterung, dass ihr die Möglichkeit gegeben wird, ihren Mann mit in den Untersuchungsraum zu nehmen.

Die Anderen

Auch das Wahrnehmen anstarrender Blicke und neugieriger Fragen, die schmerzhaft an das Anderssein erinnern, gehört zu den Alltäglichkeiten des Betroffenseins. Wie empfinden Patienten, an denen die Spuren der Krankheit deutlich zu erkennen sind, diese Beachtung der Anderen?

Das „Anderssein" von Frau Montani äußert sich dadurch, dass die Hälfte ihres Gesichtes und Halses durch die Eingriffe sichtbar verändert ist. Vor allem aber gehörte der Verlust der Stimme, dann der langwierige Prozess der Wiedererlangung einer weiblichen Stimme, zu den einprägsamsten Erfahrungen im Umgang mit ihrer Umwelt.[23]

---

[23] Ingo F. Herrmann und Mariacarla Gadebusch Bondio, Stimme und Geschlecht: der hörbare Unterschied, in: *Gendermedizin. Krankheit und Geschlecht in Zeiten der Individualisierten Medizin*, Hg. Mariacarla Gadebusch Bondio und Elpiniki Katsari, Bielefeld 2014 (im Druck).

Das Gefühl des Anderssein als individuelles, ja intimes Erlebnis beginnt bereits nach dem ersten operativen Eingriff. Frau Montani erlebt ihn als dramatische Zäsur in einem – abgesehen von der Heiserkeit – noch normalen Zustand hin zu einem des Schwerkrankseins. Sie kann wegen der Tracheotomie nicht sprechen und wegen der bestehenden Schwellung nicht schlucken; sie versucht sich zu helfen, sie kommuniziert schriftlich und fühlt sich vollkommen verändert, ja „gedemütigt".

Die Tracheotomie ist nach der Operation zu einem permanenten Zustand für sie geworden. Frau Montani empfindet sich als „verstümmelt", ihre Stimme ist verloren. Sie fürchtet, mit einem „Atemloch im Hals" und ihrem veränderten Aussehen mit der nach vorne fallenden rechten Schulter ihrem Mann nicht mehr zu gefallen. Die „unnatürliche Begrenztheit" durch Sprachverlust ist schmerzhaft und schwer zu akzeptieren. Dank der liebevollen Zuwendung ihres Mannes, ihrer Eltern und der entwaffnenden Liebe ihrer beiden Töchter sowie einer Psychotherapie gelingt es ihr auf den Zustand zu reagieren, sich mit sich selbst abzufinden und sich neu zu erfinden; nach außen ein Bild von sich zu gestalten, mit dem sie harmoniert.

Das Ignorieren von neugierigen und aufdringlichen Blicken, gehört zu diesem Prozess der „Selbstformung" genauso wie das geschickte Einsetzen von entsprechender Kleidung und Gestik. An einem Punkt aber kann wenig verborgen oder kaschiert werden: bei der Stimme und bei der mit ihr verbundenen Artikulation. Neugierige Irritation und Indiskretionen entstehen, wenn die Abweichung hörbar wird.

Eine wenig beachtete Folge der Therapien von Kehlkopftumoren sind Veränderungen der Stimme. Als ein zentrales Unterscheidungsmerkmal von Geschlecht und Alter ist die Stimme für jedes Individuum unverwechselbar charakteristisch, und identitätsbildend. Weibliche Patienten werden in dieser Hinsicht durch Kehlkopftumortherapien wesentlich stärker benachteiligt als männliche. Die Radiotherapie und Radiochemotherapie verursachen Veränderungen des Gewebes, die zu einem vorübergehenden oder andauernden Absinken der Grundfrequenz führen, mit der Folge, dass die Stimme männlich klingt.

Jenseits der begrenzten Möglichkeiten der gewebeschonenden Laserchirurgie wird der Patient durch die chirurgische Entfernung des Kehlkopfes mutiliert. Die Rekonstruktion erlaubt eine männliche, jedoch nicht eine weibliche Stimme zu formen.

Für Frau Montani ist die Stimme ihr verlorener Schatz. Sie wird nie wieder als Lehrerin arbeiten können. Ihre Stimme wurde von den Menschen, die sie lieben, an erster Stelle von ihrem Mann, als besonders schön empfunden. Die Metamorphosen der Stimme, die die Krankheit und deren Therapien verursachen, bilden schmerzhaft erlebte Etappen eines langwierigen Leidensweges. Nach der anfänglichen Heiserkeit folgt Stimmlosigkeit als Ergebnis der ersten Operation. Nach dem Erlernen des Sprechens, bei dem das „Loch" im Hals, das Tracheostoma, mit dem Finger verschlossen wird, wirkt die Stimme des verbliebenen Kehlkopfes auf die Mitmenschen heiser und schlecht verständlich. Während und nach der Radiotherapie wird sie rauer und klingt „gepresst". Die totale Entfernung des Kehlkopfes verursacht erneut den mehrwöchigen Verlust der Stimme bis ein Shuntventil (Stimmprothese) eingesetzt wird. Mit dem Shuntventil beginnt Frau Montani mit tiefer, „männlicher" Stimme wieder zu sprechen.

Im Anschluss an ihre Shuntventil-Erfahrung erlebte sie nach einer innovativen, chirurgischen Rekonstruktion die letzte unverhoffte Verwandlung wie eine Wiedergeburt. Ihre weibliche Stimme ist modulationsfähig. Das Undenkbare gelingt: Sie singt und ihr Gesang umfasst mehr als eine Oktave. Frau Montani beschreibt das Erlebnis, nach den Phasen der Stummheit und der tiefen, rauen Stimme, als einen Traum. Ihre Modulationsfähigkeit unterscheidet sie grundlegend auch von den Patienten, die die Ructussprache erlernt haben. Neben der Stimmqualität sind auch Funktionen wie der Schluckakt und dadurch Essen und Trinken für sie leichter geworden. Die Rekonstruktion des Verbindungsweges verhindert, dass Speisen und Flüssigkeit vom Schlund in die Luftröhre gelangen.[24]

Für die Wiedererlangung ihrer Lebensqualität war ein chirurgisches Verfahren notwendig, das wegen der geringeren Inzidenz von großen Kehlkopfkarzinomen bei Frauen leider in der Regel nicht angeboten wird.

Bis heute ist die Stimme in ihrer Qualität konstant geblieben. Die Artikulation jedoch wird durch den Verlust der Funktionen von Zunge, Lippen, Gaumen, Schlund und Speiseröhre auf der rechten Seite beeinträchtigt.

Frau Montani hat sich an die Irritation, die ihr Zustand bei Fremden hervorruft, gewöhnt. Sie antwortet den neugierigen Blicken oft mit einem Lächeln. Wenn es schwer wird, sich zu verständigen, weil Menschen sich nicht die Mühe geben, genau zuzuhören, und vielleicht annehmen, dass Frau Montani nicht in der Lage sei, sie zu verstehen, fühlt sie sich ungerecht und respektlos behandelt. Umso wichtiger ist für sie das taktvolle Verständnis ihrer Mitmenschen geworden.

---

[24] Die Sprache wird im bewegten Resonanzraum über der Stimme als Artikulation geformt. Sie ist von der Stimme, die vor der Sprache liegt, zu unterscheiden.

Schmerz

Für eine beginnende Krebserkrankung ist Schmerz in der Regel kein Leitsymptom.[25] Bei Frau Montani sind die ersten Anzeichen auf die Heiserkeit beschränkt. Umso befremdender ist für sie die Verdachtsdiagnose. Bis zum Einsetzen von Therapien ist das bedrückende Bewusstsein der Erkrankung leidensbestimmend, nicht der Schmerz.

Wenn Schmerz auftritt, hat der Tumor in der Regel bereits seine natürlichen Grenzen überschritten, wächst in gesunde Strukturen ein und drückt auf Nervenenden. Nach Einsetzen der Strahlen- und/oder Chemotherapie bzw. Chirurgie kann tumorbedingter Schmerz mit therapiebedingtem Schmerz verwoben sein. Natur und Herkunft von Schmerzen lassen sich daher während der Therapie z. B. aufgrund von lokalen Entzündungen nicht immer eindeutig zuordnen. Anders als bei den meisten Erkrankungen, bei denen Schmerzen und Störungen als Warnung gedeutet werden und dadurch ihre Sinnhaftigkeit zu haben scheinen, erhalten Schmerzen in den verschiedenen Stadien des Krankheitsprozesses vor allem in Verbindung mit schmerzhervorrufenden Therapien einen mehrdeutigen Charakter. Ihre schwer einschätzbare Natur erhöht das seelische Leiden.[26] Die Kranken

---

[25] Zu unterscheiden sind die lokale Tumorinfiltration, wenn das Karzinom die Basalmembran durchbricht und diffus in das umgebende gesunde Gewebe einwächst und die regionale Tumorausbreitung, bei der der Tumor die Kapsel des Lymphknotens durchbricht und das umgebende gesunde Gewebe infiltriert.

[26] Exemplarisch zum literaturreichen Thema Schmerz: Scarry, Elaine, *The Body in Pain. The Making and the Unmaking of the World*, New York 1985. Bergdolt, Klaus und von Engelhardt, Dietrich (Hg.), *Schmerz in Wissenschaft, Kunst und Literatur*, Hürtgenwald 2000; Splett, Jörg, Schmerz – Sinn und Widersinn. Das Leben leiden mögen?, in: *Zeitschrift für medizinische Ethik*, 57 (2011), 129-146.

entwickeln nach und nach, bewusst oder nicht, eine Hermeneutik des Schmerzes, die ihnen ermöglicht, mit dem Schmerz und trotz des Schmerzes zu leben.

Die Fragen nach dem Sinn und der Beherrschbarkeit, nach Dauer und Linderung des Schmerzes leben in jedem an Krebs erkrankten Menschen. Es gibt keine Antwort darauf. Diese bohrende Ungewissheit ist wie ein Menetekel. Die daraus erwachsende dunkle Stimmung breitet sich wie ein Schatten über und um den leidenden Menschen herum aus.

Den gefühlten, inzwischen überwundenen Schmerz in Worte zu fassen, zwingt für einige Augenblicke, sich die lebenszerstörende und niederschmetternde Erfahrung wieder zu vergegenwärtigen. Es bedeutet einen Ausdruck zu finden, der die Vagheit und die Intensität der aus dem emotionalen Gedächtnis ausgegrabenen Schmerzzeichen wiedergeben kann. Die Anamnese des Schmerzes ist schmerzhaft. Sie kann aber, nachdem die Beschreibung des Erlittenen gelungen ist, eine „gesunde" Distanz schaffen. Erlebten Schmerz zu beschreiben, ermöglicht, ihn zu objektivieren, ihn von sich zu entfernen.

Dazu befragt, wie sie das Beschreiben des Schmerzes erlebt hat, antwortet Frau Montani zehn Jahre nach ihrer Erfahrung:

„Ich habe das Schreiben des Buches wie eine Geburt erfahren. Indem ich den Schmerz auf weiße Blätter übertrug, habe ich ihn aus mir entfernt. Wenn ich jetzt die Seiten wieder lese, empfinde ich keinen Schmerz sondern Empathie. Es ist so, als ob meine Geschichte einem anderen Menschen gehören würde. Es hat mir sehr geholfen, das Erlittene auf diese Weise von mir zu trennen. Die Zeit des Niederschreibens war schwer zu ertragen. Oder, mit dem Bild der Schwangerschaft, sie war wie die langen und schmerzvollen Geburtswehen, die am Ende die Freude der Geburt schenken."

Außen- und Innenansichten

Unauslöschliche Spuren der Krankheit und deren Bekämpfung
kennzeichnen den Körper von Frau Montani. Durch wiederholte chirurgische Interventionen mit der Felsenbeinentfernung an
der rechten Schädelbasis sind das rechte Gehör und Gleich-
gewichtsorgan ausgefallen und die Raumorientierung im Dun-
keln verloren. Ein starkes Ohrgeräusch stört Tag und Nacht ihre
Ruhe. Der Mund ist durch die Schädigung des Gesichtsnervs
schief, die Kaufunktion nach dem Verlust des rechten Felsenbeins, des rechten Unterkiefergelenkes und aufsteigenden Un-
terkieferastes stark eingeschränkt und die Schläfe rechts nach
der Schläfenmuskelplastik eingefallen. Die Zähne sind durch den
fehlenden Gegenbiss und die Therapiefolgen auch für Implanta-
te irreparabel geschädigt. Die Schluckfunktion war bereits nach
der ersten großen Operation durch die rechtsseitige Resektion
wichtiger Hirnnerven (des Nervus lingualis, Nervus hypoglossus, Nervus glossopharyngeus und Nervus vagus) äußerst er-
schwert. Zwar konnte die Stimmfunktion in weiblicher Frequenz
wiederhergestellt werden, die Sprache aber bleibt in Anbetracht
der Nervenschädigung der Lippen-, Zungen-, Gaumensegel- und
Schlund-Funktion schwer verständlich, d. h. die Artikulation ist
eingeschränkt.

Die rechte Schulter ist als Folge der Resektion des Nervus acces-
sorius nach vorne gefallen und der rechte Arm kann nicht mehr
über die Horizontale nach oben geführt werden. Die rechte Halsschlagader fehlt. Sie atmet und hustet über das Tracheostoma.
Aber sie kann dank der rekonstruktiven Chirurgie fast normal
riechen.

Nachwort

Im Wissen um das, was Frau Montani und ihre Familie im Laufe der Krankheit an Niederlagen und Siegen erlebt hat, und vor ihrem Leben mit den Spätfolgen verspürt man tiefe Bewunderung. Es ist der Respekt gegenüber der Natur einer außerordentlichen Persönlichkeit, die imstande ist, das Schlachtfeld des eigenen Körpers mit neuem Leben zu füllen. Die Fähigkeit diese Herausforderung zu meistern, hat unter den gegebenen Umständen ihre individuelle Lösung gefunden. Was Außenstehende schwer nachvollziehen können, ist die souveräne Haltung, mit der Frau Montani ihren Alltag mit der Freude am wiedergewonnen Leben gestaltet.

Als „gesunder" Mensch ordnet man einen Zustand wie den von Frau Montani als starke Behinderung ein. Der „radikale" Organ- und Funktionsverlust ist der Preis, den sie für das Leben bezahlt hat und den sie, jeder Hoffnung beraubt, gern bereit war zu zahlen. Der größte Teil ihrer Mutilationen sind verborgen und überwiegend nur für sie selbst zu spüren, bei jedem Schluckakt, beim Atmen, Riechen, Essen, Trinken, Schmecken, Hören und Sprechen. Den äußerlich sichtbaren Teil kann sie durch Haarschnitt und Kleidung verbergen, aber auch durch ihr Geschick, die Hände und Arme sprachunterstützend und ausdrucksvoll zu bewegen. So verschleiert ihre Körpersprache die Behinderung. Eine bittere Konsequenz dieser nach außen souverän wirkenden Haltung ist, dass Frau Montani heute um eine Invalidenrente kämpfen muss. Sie kann nicht mehr ihren Beruf ausüben und ist ökonomisch von ihrer Familie abhängig. Mehrere Gutachter wurden von den zuständigen Behörden bestellt. Es wird beanstandet, dass die Folgen ihrer Erkrankung nicht genügen, um das Recht auf eine Rente zu haben. Die ärztlichen Gutachter konnten den realen Zustand attestieren. Das gerichtliche Verfahren läuft seit Jahren.

Ihre Kraft zur Bewältigung kommt von innen. Sie hat sich in ihrem Körper neu eingerichtet und vermittelt den Eindruck eines Menschen, der sich in sich selbst wohl fühlt. Das ist ihr Geheimnis. Vielleicht auch deswegen sind die Bemerkungen von Frau Montani – wenn sie darüber spricht oder danach gefragt wird – vage. Sie beschränkt sich auf wenige, knappe Andeutungen.

Unsere üblichen Bewertungsmaßstäbe scheinen hier nicht mehr zu gelten. Es bedarf einer ganz besonderen Kraft, um sich in der beschriebenen Lage zurechtzufinden. Ist nicht gerade diese Kraft ein Zeichen einer neuen, anderen Gesundheit, die jenseits des Normalen, ihre eigenen Regeln bestimmt? Für George Canguilhem ist Gesundheit eine individuelle Disposition und Reaktion auf ungünstige Faktoren.[27] Sie ist wie ein Sicherheitssystem in der Gegenwart und ein Schutzmechanismus für die Zukunft. Er spricht von Normativität anstatt von Normalität, vom „biologischen Luxus" der Gesundheit, die es ermöglicht, zu erkranken und zu genesen. Frau Montanis Überwindung der Tumorerkrankung hat Spuren hinterlassen. Sie war schwer krank und wird nie wieder in den Zustand zurückkehren, in dem sie vor der Erkrankung war. Für sie gelten eigene Kriterien, mit denen sich Lebensqualität ausdrückt.

Die Frage, ob sich in Worte fassen lässt, wie diese neue, kleine, wiedereroberte Gesundheit sich aus der Innensicht anfühlt, haben wir Frau Montani gestellt. Ihre Antwort betitelte sie „Selbstporträt". Sie beinhaltet eine auf ihr Äußeres gerichtete, ausführliche Beschreibung: „Ich habe mich heute Morgen vor den Spiegel gesetzt und habe das Bild, das sich mir präsentierte, aufmerksam und sorgfältig beobachtet. Eine Maske! Eine deformier-

---

[27] Canguilhelm, Georges, *Le normal et le pathologique*, Paris 2011, 79-80; Nordenfeldt, Lennart Y., *On the Nature of Health*, Dordrecht 1995 (2. Aufl.).

te Maske, die mich konzentriert ansah."

Die akkurate Beschreibung der „Maske" leitet Frau Montani zu einer messerscharfen Selbstbetrachtung. Der Weg, den sie wählt, um zu sich, zu ihrem Zustand auch den inneren seelischen zu gelangen, ist das Äußere. Doch dieses Äußere, die Maske eben, steht – etymologisch betrachtet – am Ursprung des Begriffs „persona", stellt die Wurzel des Individuellen dar.[28] „Ich betrachte mich und versuche, mit dem Auge des Janus, das in die Vergangenheit schaut, zu entdecken, was hinter der Maske ist." Das in die Zukunft gerichtete Auge sieht eine „durch die Krankheit gezeichnete Frau", die trotz allem glücklich ist.

Hinter Frau Montani steht weit mehr, als das durch die Folgen der Krankheit veränderte äußere Spiegelbild ahnen lässt. Sie trägt die große Fähigkeit des unbesiegbaren „Trotzdem" in sich, ist glückliche Mutter von fast erwachsenen Töchtern und studiert heute Kunstgeschichte. Sie ist auf den Zug des Lebens wieder aufgesprungen.

Im August 2013 schrieb sie:

„Wisst ihr, was Vertrauen ist? Zu wissen, dass du erstickst, wenn das Wasser deinen Hals erreicht und trotzdem gehst du in den Wellen des Meeres baden, getragen von den Armen deines Mannes. Das ist tatsächlich geschehen. Nach zwölf Jahren habe ich wieder zu schwimmen begonnen. Und dann hat er mir einen großen Rettungsring geschenkt. Ich fühle mich viel besser als eine Ente; ich bin tatsächlich eine glückliche, badende, jubelnde Gans! *Panta rei… .*"

---

[28] Siehe Krebs, Angelika, Kambartel, Friedrich und Jantschek, Thorsten, „Person" s.v. in: *Enzyklopädie Philosophie und Wissenschaftstheorie*, Bd. 3, Hg. Jürgen, Mittelstraß, Stuttgart, Weimar 1995, 89-92.

Weiterführende Literatur

Benhabib, Seyla, *Selbst im Kontext. Kommunikative Ethik im Spannungsfeld von Feminismus, Kommunitarismus und Postmoderne*, Frankfurt 1996 (aus dem Engl. 1992).

Brown, Jo, How Clinical Communication has Become a Core Part of Medical Education in the UK, in: *Medical Education* 42 (2008), 271-278.

Caplan, Arthur L., McCartney, James J., Sisti, Dominic H. (eds.), *Health, Disease, and Illness. Concepts in Medicine*, Washington 2004.

Charles, Cathy, Gafni, Amiram, Whelan, Tim, Shared Decision-Making in the Medical Encounter: What does it Mean? (or it takes at least two to Tango), in: *Social Sciences and Medicine* 44.5 (1997), 681-692.

Dias, Lauran, Chabner, Bruce A., Lynch, Thomas J., Penson, Richard T., Breaking Bad News: A Patient's Perspective, in: *The Oncologist*, 8 (2003), 587-596.

Dornheim, Jutta, *Kranksein im dörflichen Alltag: Soziokulturelle Aspekte des Umgangs mit Krebs*, Tübingen 1983.

Goldie, Lawrence, The Ethics of Telling the Patient, in: *Journal of medical ethics*, 8 (1982), 128-133.

Harley, David, Rhetoric and the Social Construction of Sickness and healing, in: *Social History of Medicine*, 12.3 (1999), 407-435

Holland, Jimmie C., Geary, Natalie, Marchini, Anthony, Tross, Susan, An International Survey of Physician Attitudes and Practice in Regard to Revealing the Diagnosis of Cancer, in: *Cancer Inverstigations*, 5.2 (1987), 151-154.

Illhardt, Franz J. (Hg.), *Die ausgeblendete Seite der Autonomie. Kritik eines bioethischen Prinzips*, Berlin 2008.

von Jagow, Bettina und Steger, Florian (Hg.), *Repräsentationen. Medizin und Ethik in Literatur und Kunst der Moderne*, Heidelberg 2004.

Jonsen, Albert R., Siegler, Mark, Winslade, William J., *Klinische Ethik. Eine praktische Hilfe zur ethischen Entscheidungsfindung* (Clinical Ethics. A Practical Approach to Ethical Decisions in Clinical Medicine, New York 2002), 5. Aufl., üb. Hannelore Schmidt, Köln 2002.

Klemperer, David und Rosenwirth, Melanie, *Shared Decision Making – Konzept, Voraussetzungen und politische Implikationen* (Themenfeld Gesundheit – Bertelsmann Stiftung), Bremen 2005.

Lehmann, Albrecht, *Reden über Erfahrung: Kulturwissenschaftliche Bewusstseinsanalyse des Erzählens*, Berlin 2007.

Langkafel, Peter, Lüdke, Christian, *Breaking Bad News. Das Überbringen schlechter Nachrichten in der Medizin*, Heidelberg 2008.

Levinson, Wendy, Kao, Audiey, Kuby, Alma, Thisted, Ronald A., Not All Patients Want to Participate in Decision Making, in: *Journal of General Internal Medicine* 6 (2004) 531-535.

Miller, Bruce L., Autonomy, s.v., in: *Encyclopedia of Bioethics*, ed. by Stephen G. Post, 3rd edition, Bd. 1, Detroit, New York etc. 2004, 246-251.

Novack, Dennis H., Plumer, Robin, Smith, Raymond L., Ochtill, Herbert, Morrow, Gary R., Bennett, John M., Changes in Physicians'Attitudes Toward Telling the Cancer Patient, in: *JAMA* 241.9 (1979), 897-900.

Ptacek, John T. and Ptacek, John J., Patient's Perceptions of Receiving Bad News About Cancer, in: *Journal of Clinical Oncology*, 19/21 (2001), 4160-64.

Schuchardt, Erika, Vom Gesund-Sein der Kranken: Forschungsergebnisse aus 500 Biographien der Weltliteratur zur Verarbeitung kritischer Lebensereignisse, in: *Was macht den Menschen krank? 18 kritische Analysen*, Hg. Klaus Jork, Bernd Kaufmann, Rocque Lobo, Erika Schuchardt, Basel, Boston, Berlin 1991, 63-79.

Stolberg, Michael, *Homo patiens – Krankheits- und Körpererfahrung in der Frühen Neuzeit*, Köln 2003.

Surbone, Antonella, Ritossa, Claudio, Spagnolo, Antonio G., Evolution of Truth-Telling Attitudes and Practices in Italy, in: *Oncology Hematology*, 52 (2004), 165-172.

Uchitomi, Ysuke Y. and Yamawaki, Shinya, Truth-telling Practice in Cancer Care in Japan, in: *Annals of the New York Academy of Science*, 809 (1997), 290-299.

Über die Autoren

Mariacarla Gadebusch Bondio ist Philosophin und Medizinhistorikerin. Nach dem Studium in Mailand und in Berlin war sie in Greifswald am Institut für Geschichte der Medizin tätig. Seit April 2011 leitet sie das Institut für Geschichte und Ethik der Medizin an der Technischen Universität München. Zu ihren Forschungsschwerpunkten zählen: Geschichte der plastischen Chirurgie, medizinische Fehlbarkeitskultur, Definitionen von Gesundheit und Krankheit sowie Norm und Abweichung angesichts aktueller Entwicklungen der Medizin.

Ingo F. Herrmann ist Kopf-Halschirurg und Hals-Nasen-Ohrenarzt. Er war in der klinischen Forschung an den Universitäten München (LMU), Würzburg und Groningen sowie am European Hospital in Rom tätig. Zu seinen Schwerpunkten gehören: plastisch-rekonstruktive Chirurgie nach großen Tumoroperationen, neue Techniken der Stimmrehabilitation, die Entwicklung der transnasalen Funktionsendoskopie, Diagnose und Therapie von Refluxkrankheiten und Dysphagie. Er lebt seit 2011 in München und Düsseldorf.

Maria Cristina Montani war bis 2002 als Grundschullehrerin in Rom tätig. Nach ihrer Erkrankung konnte sie diesen Beruf nicht mehr ausüben. Sie ist seit Herbst 2012 zum Studium an der Universität Roma Tre zugelassen worden. Sie studiert Kunstgeschichte und Archäologie (Storia e conservazione del patrimonio artistico e archeologico) und lebt in Formello, bei Rom.